東京医科歯科大学教授 奈良 信雄 編著

ナースの臨床検査

中外医学社

執筆者一覧（執筆順）

奈良 信雄	東京医科歯科大学大学院医歯学総合研究科臨床検査医学分野教授
池田　斉	埼玉医科大学総合医療センター中央検査部教授
佐藤 和人	日本女子大学食物学科臨床栄養学教授兼保健管理センター長
岡村　登	東京医科歯科大学大学院保健衛生学研究科教授

はじめに

　現代の医療では,「根拠に基づいた医療」すなわちEBM（evidence based medicine）が根幹になっている.

　従来の医療は,どちらかといえば,経験に基づいていた面があった.もちろん経験に根づいた医療は,今日においてもなお,貴重である.疾病を診断したり,患者の看護を行う際に,それまでの経験が大いに活用されている.しかし,医学が発展した今日,経験だけに頼るのではなく,より理論的な根拠に基づいた医療の実践が求められる.個々の患者の病態について,理論的な根拠を得るための情報を提供するのは,臨床検査である.すなわち,科学的な医療を実践する上で,臨床検査の意義は大きい.

　ところで,現代の医療においてもう一つ強調すべき重要な側面が,チーム医療の実践であろう.医学医療が細分化し,高度に専門化した現在,特殊な技能をもつ医療従事者が知恵を出し合って患者の治療に専念することが望まれる.看護という専門技能を有するナースは,チーム医療の中でも中心的な役割を担っている.

　さて,チーム医療という大枠の中で,科学に基づいた医療を有機的に行うとなれば,すべての医療従事者が患者の病態を的確に把握しておくことが要求される.患者の病態を知らずしてチーム医療を行うことは,船頭が多いばかりで決して理想とした目的に到達することはできないからである.

　たとえば,患者の病態をめぐって種々の職種の医療従事者が一堂に会してカンファレンスを開く場合,患者の病態を把握しておかなければディスカッションにはならない.肝硬変の患者について治療方針,看護方針を議論する場合,肝機能検査の解釈を正しく評価することができなければ,決して理想的な結論にたどりつくことはできまい.

　そこで,ナースにとっても,個々の患者についての臨床検査の結果,解釈を十分に認識しておくことが不可欠といえる.すべての医療従事者が個々の患者の病態を正しく把握してこそ議論することができ,共通した目標に向かうことができるだろう.

　こうした背景から,本書ではナースの皆さんに,臨床検査はどういった意義があり,内容はどういうものか,そして検査結果の解釈のしかた,などといった点を解説することにした.臨床検査項目は日々増えており,すべての臨床検査にあまねく精通しておくことは困難かもしれない.しかし,ごく日常の臨床に頻用される臨床検査を理解しておくだけで,科学に基づき,なおかつチーム医療をスムーズに進めるには十分である.

　本書では,臨床検査の中でも特に重要性の高いものを優先して紹介することにした.それぞれの分野の専門家にわかりやすく記述していただいた.日常の看護業務の中で,ぜひ役に立てていただきたいと思う.また,ナースをめざして日夜勉学に励まれる看護学生の皆さんも,本書を通して臨床検査を学んでいただきたいと思う.

　本書の企画・編集には,中外医学社企画部の小川孝志氏のご協力を仰いだ.ここに深謝したい.

2001年秋

編集者 奈良信雄

目 次

1. 総 論

1 臨床検査の意義と内容 　　　　　　　　　　　　　　　　　　　＜奈良信雄＞ 2

1. 臨床検査とは ……………………………………………………………………2
2. 医療における臨床検査の意義 …………………………………………………3
3. 臨床検査の種類 …………………………………………………………………4
4. 臨床検査の進め方 ………………………………………………………………5
5. 検査結果の解釈 …………………………………………………………………6
6. 検査結果を解釈する上で注意すべき事項 ……………………………………7

2 看護と臨床検査 　　　　　　　　　　　　　　　　　　　　　　＜奈良信雄＞ 10

1. 医療の中の臨床検査 …………………………………………………………10
2. 看護と臨床検査 ………………………………………………………………10

2. 各 論

1 一般検査 　　　　　　　　　　　　　　　　　　　　　　　　　＜奈良信雄＞ 14

A．尿検査 ……………………………………………………………………………14
　1．尿量 …………………………………………………………………………15
　2．尿pH …………………………………………………………………………16
　3．尿の比重 ……………………………………………………………………16
　4．尿タンパク …………………………………………………………………17
　5．尿糖 …………………………………………………………………………18
　6．尿潜血 ………………………………………………………………………18
　7．ケトン体 ……………………………………………………………………19

　　　　　　8．尿沈渣 …………………………………………………… 20
　　B．便検査 …………………………………………………………… 21
　　　　　　1．便潜血 …………………………………………………… 22
　　　　　　2．寄生虫 …………………………………………………… 23
　　C．髄液検査 ………………………………………………………… 23
　　D．穿刺液検査（胸水，腹水，心囊水）………………………… 23
　　E．関節液検査 ……………………………………………………… 25

2　血液検査　　　　　　　　　　　　　　　＜奈良信雄＞　27

　　A．赤血球沈降速度（血沈，赤沈）……………………………… 28
　　B．血球検査 ………………………………………………………… 29
　　　　　　1．赤血球，ヘモグロビン，ヘマトクリット ………… 29
　　　　　　2．網赤血球数 ……………………………………………… 31
　　　　　　3．白血球 …………………………………………………… 31
　　　　　　4．血小板 …………………………………………………… 32
　　　　　　5．末梢血液像 ……………………………………………… 32
　　C．止血・血栓検査 ………………………………………………… 34
　　　　　　1．出血時間 ………………………………………………… 36
　　　　　　2．毛細血管抵抗試験 ……………………………………… 37
　　　　　　3．血小板機能検査 ………………………………………… 38
　　　　　　4．プロトロンビン時間（PT）…………………………… 38
　　　　　　5．活性化部分トロンボプラスチン時間（APTT）…… 39
　　　　　　6．トロンボ試験（TT）…………………………………… 40
　　　　　　7．ヘパプラスチン試験（HPT）………………………… 40
　　　　　　8．凝固因子 ………………………………………………… 40
　　　　　　9．フィブリノーゲン ……………………………………… 41
　　　　　10．フィブリン分解産物（FDP）………………………… 42
　　　　　11．プラスミン-アンチプラスミン複合体（PIC）……… 42
　　　　　12．アンチトロンビンIII（AT III）……………………… 43
　　　　　13．トロンビン-アンチトロンビンIII複合体（TAT）… 44
　　D．骨髄検査 ………………………………………………………… 44
　　E．染色体検査 ……………………………………………………… 46

3　生化学検査　　　　　　　　　　　　　　＜奈良信雄＞　48

　　A．血清タンパク検査 ……………………………………………… 48
　　　　　　1．血清総タンパク（TP）………………………………… 48

2．血清アルブミン（Alb） ……………………………………49
3．血清タンパク分画 ………………………………………49
4．血清膠質反応 ……………………………………………50
B．血清脂質検査 ……………………………………………………51
1．総コレステロール（T-Chol） ………………………………51
2．トリグリセリド（TG） ……………………………………52
3．リポタンパク分画（LP） …………………………………52
4．アポリポタンパク …………………………………………53
5．HDL-コレステロール（HDL-C） …………………………53
6．LDL-コレステロール（LDL-C） ……………………………54
C．糖質検査 …………………………………………………………55
1．血糖 …………………………………………………………55
2．糖化ヘモグロビン（ヘモグロビンA_{1c}），フルクトサミン，糖化アルブミン ………………………………………………56
3．1,5アンヒドログルシトール（1,5AG） …………………57
4．インスリン，Cペプチド …………………………………57
D．肝・胆道系検査 …………………………………………………58
1．アスパラギン酸アミノトランスフェラーゼ（AST），アラニンアミノトランスフェラーゼ（ALT） …………………58
2．乳酸脱水素酵素（LDH） ……………………………………60
3．ビリルビン（Bil） …………………………………………61
4．アルカリホスファターゼ（ALP） …………………………62
5．γ-グルタミルトランスペプチダーゼ（γ-GTP） ………………63
6．ロイシンアミノペプチダーゼ（LAP） ……………………64
7．コリンエステラーゼ（ChE） ………………………………64
8．アンモニア（NH_3） …………………………………………65
9．インドシアニングリーン（ICG）試験 ……………………65
E．膵機能検査 ………………………………………………………66
1．アミラーゼ（AMY） …………………………………………66
2．リパーゼ ……………………………………………………67
F．腎機能検査 ………………………………………………………68
1．血中尿素窒素（BUN） ………………………………………68
2．クレアチニン（Cr） …………………………………………70
3．クレアチニンクリアランス（Ccr） ………………………70
4．フェノールスルホンフタレイン試験（PSP） ……………71
5．フィッシュバーグ尿濃縮試験 ……………………………71
6．尿中微量アルブミン ………………………………………72
7．β_2ミクログロブリン（β_2MG） …………………………………72
G．尿酸 ………………………………………………………………73
H．電解質検査 ………………………………………………………73

   1．ナトリウム（Na） ··74
   2．カリウム（K） ··75
   3．クロール（Cl） ··75
   4．カルシウム（Ca） ··76
   5．リン（P） ···76
  I．無機質検査 ···78
   1．鉄（Fe） ··78
   2．総鉄結合能（TIBC），不飽和鉄結合能（UIBC） ·········78
   3．フェリチン ···79
   4．銅（Cu） ··80
   5．マグネシウム（Mg） ··80
  J．筋関連酵素 ···81
   1．クレアチンキナーゼ（CK，CPK） ·····························81
   2．アルドラーゼ（ALD） ··81
   3．ミオシン軽鎖 ···82

4　内分泌検査
                ＜池田　斉＞　83

  A．内分泌総論 ···83
   1．ホルモン分泌と疾患 ··83
   2．ホルモン測定 ···85
   3．負荷試験の意義 ··86
  B．下垂体前葉ホルモンの検査 ·······································86
   1．成長ホルモン（GH） ···86
   2．プロラクチン（PRL） ··88
   3．副腎皮質刺激ホルモン（ACTH） ····························89
   4．甲状腺刺激ホルモン（TSH） ·································89
   5．黄体形成ホルモン（LH） ······································90
   6．卵胞刺激ホルモン（FSH） ····································91
  C．下垂体後葉ホルモンの検査 ·······································92
   1．抗利尿ホルモン（ADH） ······································92
  D．甲状腺ホルモンの検査 ···92
   1．遊離サイロキシン（FT$_4$） ····································93
   2．遊離トリヨードサイロニン（FT$_3$） ·······················94
   3．抗TSHレセプター抗体（TRAb） ···························95
   4．抗甲状腺ペルオキシダーゼ抗体（抗TPO抗体） ········95
   5．抗サイログロブリン抗体（抗Tg抗体） ····················96
   6．カルシトニン ···96
  E．副甲状腺ホルモンの検査 ··97

　　　　1．副甲状腺ホルモン（PTH） …………………………97
F．副腎皮質ホルモンの検査 …………………………………98
　　　　1．コルチゾール …………………………………………98
　　　　2．アルドステロン ………………………………………100
G．副腎髄質ホルモンの検査 …………………………………100
　　　　1．尿中カテコラミン ……………………………………101
　　　　2．血中カテコラミン ……………………………………101
H．男子性腺ホルモンの検査 …………………………………102
　　　　1．テストステロン ………………………………………102
I．女子性腺ホルモンの検査 …………………………………102
　　　　1．エストラジオール（E₂） ……………………………103
　　　　2．プロゲステロン ………………………………………103
J．その他のホルモン …………………………………………104
　　　　1．血漿レニン ……………………………………………104
　　　　2．エリスロポエチン ……………………………………105

5　免疫血清検査　　　　　　　　　　　　　　　　　　　　＜佐藤和人＞　106

A．免疫血清総論 ………………………………………………106
　　　　1．抗原抗体反応 …………………………………………106
　　　　2．抗原，抗体の検出法 …………………………………106
B．感染症，炎症マーカーの検査 ……………………………107
　　　　1．C反応性タンパク（CRP） …………………………107
　　　　2．血清梅毒反応（STS，TPHA）……………………107
　　　　3．肝炎ウイルス検査（HAV，HBV，HCV）………108
　　　　4．成人T細胞白血病ウイルス検査（HTLV-I）……110
　　　　5．エイズ関連検査（HIV）……………………………110
　　　　6．EBウイルス検査（EBNA，VCA，EA）…………111
C．免疫グロブリン，補体などの検査 ………………………111
　　　　1．免疫電気泳動検査 ……………………………………111
　　　　2．免疫グロブリン定量 …………………………………112
　　　　3．血清補体価 ……………………………………………112
　　　　4．クリオグロブリン ……………………………………113
　　　　5．寒冷凝集反応 …………………………………………113
　　　　6．ベンス ジョーンズ タンパク（BJP）………………114
D．細胞性免疫の検査 …………………………………………114
　　　　1．T細胞，B細胞比率 …………………………………114
　　　　2．T細胞サブセット ……………………………………115
E．自己抗体の検査 ……………………………………………116
　　　　1．リウマトイド因子（RF）……………………………117

2．抗核抗体（ANA） ……………………………………117
　　3．LE細胞 …………………………………………………118
　　4．LEテスト ………………………………………………118
　　5．抗DNA抗体 ……………………………………………119
　　6．抗Sm抗体 ………………………………………………119
　　7．抗ミトコンドリア抗体 …………………………………119
　　8．抗甲状腺抗体 ……………………………………………120
　　9．抗赤血球抗体（クームス試験） ………………………120
　　10．抗平滑筋抗体 ……………………………………………121
F．輸血に関する検査 ……………………………………………121
　　1．ABO血液型 ……………………………………………121
　　2．Rh血液型 ………………………………………………122
　　3．不規則抗体 ………………………………………………122
　　4．交差適合試験 ……………………………………………122
　　5．HLA ……………………………………………………123
G．免疫学的妊娠反応 ……………………………………………123
H．腫瘍マーカーの検査 …………………………………………124
　　1．αフェトプロテイン（AFP） …………………………124
　　2．がん胎児性抗原（CEA） ………………………………124
　　3．CA19-9 …………………………………………………125
　　4．前立腺腫瘍マーカー（PSA, PAP, γ-Sm） …………126
　　5．乳がん関連腫瘍マーカー ………………………………126
　　6．婦人科領域の腫瘍マーカー ……………………………127
　　7．肺がん腫瘍マーカー ……………………………………127

6 病原微生物検査　　　　　　　　　　　　　　　＜岡村　登＞ 128

A．微生物検査法の種類と適応 …………………………………128
　　1．塗抹検査 …………………………………………………128
　　2．培養検査 …………………………………………………128
　　3．免疫学的検査 ……………………………………………130
　　4．遺伝子検査 ………………………………………………131
B．検体の取り扱い方 ……………………………………………131
　　1．検体採取のしかた ………………………………………131
　　2．検体の保存，移送法 ……………………………………131
　　3．バイオハザード …………………………………………132
C．主要な病原微生物と特徴 ……………………………………132
　　1．グラム陰性桿菌 …………………………………………132
　　2．グラム陰性球菌 …………………………………………135

        3．グラム陽性桿菌 …………………………………135
        4．グラム陽性球菌 …………………………………135
        5．偏性嫌気性菌 ……………………………………136
        6．マイコバクテリウム属 …………………………137
        7．マイコプラズマ …………………………………138
        8．スピロヘータ ……………………………………138
        9．リケッチア ………………………………………139
        10．クラミジア科 ……………………………………140
        11．真菌 ………………………………………………140
        12．ウイルス …………………………………………140
        13．原虫 ………………………………………………146

7　病理検査　　　　　　　　　　　　　　　　　＜奈良信雄＞ 148

    A．細胞診検査 …………………………………………………148
    B．病理組織検査 ………………………………………………151
        1．生検 ………………………………………………151
        2．迅速病理検査 ……………………………………152
        3．手術摘出標本検査 ………………………………153

8　生理機能検査　　　　　　　　　　　　　　　＜奈良信雄＞ 154

    A．循環機能検査 ………………………………………………154
        1．心電図検査（ECG）………………………………154
        2．心臓エコー（超音波）検査 ……………………157
        3．脈波検査 …………………………………………157
    B．呼吸機能検査 ………………………………………………158
        1．肺活量測定 ………………………………………158
        2．努力性肺活量測定 ………………………………160
        3．動脈血ガス分析 …………………………………160
    C．神経機能検査 ………………………………………………163
        1．脳波検査 …………………………………………163
        2．筋電図検査 ………………………………………164
    D．エコー検査 …………………………………………………164

    索　引 ……………………………………………………………167

1

総 論

臨床検査の意義と内容

　臨床検査がなぜ必要なのか，またどういった内容をもっているのか，さらに診療や看護の中でどのように活用されているのか，まず考えてみたい．

1. 臨床検査とは

　疾病に罹患して発病すると，患者はそれぞれの疾患に特徴的な症状を訴える．それとともに，身体を診察すると，特有な身体所見が観察される．

　たとえば，急性肝炎に罹患した場合に，自覚症状として全身倦怠感，食欲不振，発熱などを訴える．同時に肝臓の腫大や黄疸などといった身体所見が観察される．肺炎にかかった場合，患者は咳や喀痰，あるいは呼吸困難などを自覚症状として訴え，他覚的には胸部の呼吸音に異常音が聴取される．

　こうした患者の訴える自覚症状や，医療従事者が診察をして得られる他覚的な身体所見を基にして，患者の病態を把握し，疾患を診断することができる．これらの方法で病態を正しく把握でき，病名を診断できることもある．

　しかし，自覚症状には個人差が大きいのが普通である．特に疼痛などは，個人個人で訴え方がまちまちである．痛みを誇張して訴える人もいれば，ガマン強い人もいる．診察にしても，診察する医療従事者の技量によって所見の観察に差異があるかもしれない．熟練した者なら見落とすこともない軽度の黄疸を，経験の浅い者では気づかないこともある．

　すなわち，自覚症状や他覚的所見は，診療上きわめて有意義な情報を与えるものではあるが，あくまでも主観的な情報にすぎず，客観性には乏しいといえる．このため，疾患を正しく診断したり，あるいは重症度や合併症の存在を的確に把握するには，自覚症状や診察による身体所見だけでは限界がある．

　臨床検査は，血液や尿の成分を調べたり，あるいは心電図検査や呼吸機能検査などを通して，病変のために患者体内に起きている微妙な変化を客観的に把握する手段である．つまり，疾患を科学的に診断するための客観的な情報を提供するというのが大きな特徴である．しかも，重症度や合併症の存在なども知ることができる．つまり，臨床検査により，病気を正しく診断するだけでなく，重症度などを含めた精密な診断までもが行えるのである．

　加えて，自覚症状や身体所見としては現れていないごく初期の微妙な病変までも，臨床検査はとらえることができる．たとえば，糖尿病や高脂血症にしても，自覚症状が現れないうちに，尿や血液の検査から診断することが十分に可能である．このため，臨床検査は，病気を早期に発見し，かつ予防するための貴重な資料にもなる．

このようにみてくると，臨床検査は現代の医学医療において不可欠の診療手段であり，患者の病態を把握するのに，きわめて重要といえよう．患者をケアするに当たって，臨床検査の結果を正しく認識しておくことは，とても意義深いといえる．

2. 医療における臨床検査の意義

臨床検査には，以下のような意義がある．

まず第一は，病気を正しく，しかも精密に診断できる点である．

多くの疾患において，自覚症状や他覚的な所見から疾患が存在することは比較的簡単に診断することができる．しかし，確実に診断し，また疾患の重症度や合併症の存在，あるいは予後を推測することは，自覚症状と他覚的所見からだけでは難しい．

たとえば，胸痛発作を起こす代表的な疾患に心筋梗塞がある．心筋梗塞そのものの存在は，突然に前胸部をしめつけられるような激烈な痛みから，診断することが可能であろう．しかし，心筋のどの部位が，どの程度に障害されているのか，回復の見込みはあるのか，心筋梗塞を起こした原因は何なのか，などといった精密な診断となると自覚症状や診察だけではとうてい無理である．血液検査，心電図検査，心エコー検査，心筋シンチグラム，心血管造影検査などの臨床検査を行って初めて精密な診断をつけることが可能になる．

第二に，臨床検査は病気を早期に発見し，あるいは発病する前に診断することに意義がある．

糖尿病は口渇や多飲などといった症状から診断される．しかし，これらの症状が現れるのは，糖尿病がかなり進行した段階である．糖尿病の進行を防ぐには，こうした自覚症状がまだでないごく初期のうちに発見し，病気の進展を防ぐことが重要である．この目的には，尿や血液の糖を調べたり，ブドウ糖負荷検査によって早期に診断することが有用である．

高脂血症や高尿酸血症なども，症状がでないうちに，臨床検査を行えば早期に発見することができる．

臨床検査で早期に発見できる病気は多い．そこで，臨床検査を応用すれば，病気を早期のうちに治療することができる．場合によっては，発病を未然に防ぐことだってできるといえる．

また，第三に治療を開始した後，治療効果を判定したり，副作用をモニターするのにも臨床検査は有意義である．疾患によっては特別な治療を行わずに経過を観察するだけのこともある．この場合にも疾患の状態の変化を追跡する上でも有用な指標を提供してくれる．

診断時にみられた検査の異常値が治療によって改善されているかどうかをみることにより，治療効果を判定できる．たとえば，急性肝炎では，AST（アスパラギン酸トランスアミナーゼという肝細胞の障害を判断するのに有用な血清酵素，GOTともよばれる）が高値になる．病状が改善され，肝機能が改善すれば，当然ながら低くなってくる．もしも低くならなければ，治療効果がでていないことを示す．このように，多くの疾患において，治療効果の判定に臨床検査は役立つ．

また，薬物は肝臓や腎臓に障害を与え，副作用のでることが少なくない．こうした副

作用の発現は，尿検査や血液検査を繰り返すことによって発見できる．

つまり，臨床検査は治療を開始した後に経過を観察するにも有意義である．

以上のように，臨床検査は病気を正しく診断し，治療あるいは予防する上で重要な役割を果たすものであり，今日の医療において欠かすことのできない医療手段となっている（図1-1-1）．

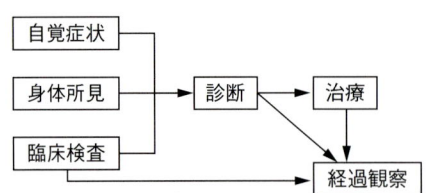

図1-1-1　医療における臨床検査の位置づけ

3. 臨床検査の種類

病院で行われる臨床検査は，一般的に大きく3種類に分けられる（表1-1-1）．

まず第一は，検体検査とよばれるものである．尿，便，血液，消化液，髄液など，もともと人間の体内に存在したり体外に排泄されるものや，喀痰，膿，腹水，胸水など，病気に伴って排泄されたり体内に貯留してくるものを，体外に取り出して検査する方法である．

検査を行う対象になるものを「検体」とよんでいる．尿や便などは，自然に排泄されるものを回収する．これらは患者にとっていくらかは精神的な抵抗感があるかもしれないが，肉体的な負担はほとんどない．一方，血液や髄液などは注射器などを使って強制的に採取する必要があり，患者に対していくらかの精神的あるいは肉体的な苦痛を与える．

検体の成分を形態学的観察，生化学的反応，抗原抗体反応などを利用して検査したり，培養して微生物の検査を行ったりする．そこで，検体検査については，一般検査，血液検査，臨床化学検査（生化学検査），免疫血清検査，細菌検査（微生物学検査）に分けられ，それぞれを専門に担当する検査科として独立している病院も多い．

第二に，臨床生理検査，生理機能検査，あるいは生体機能検査などとよばれる検査がある．これは，循環機能，呼吸機能，脳・神経活動など，生命を維持する上で不可欠な生体機能を，機械工学や電子工学の技術を応用して，体外から測定する方法である．心電図検査，肺活量検査，脳波検査，筋電図検査などが該当する．

やはり，臨床生理検査科などという名称で独立している病院が多い．

第三は，画像検査とよばれるもので，X線，アイソトープ（放射性同位元素），エコー（超音波）などを用いて，体内の構造を画像として描出し，異常所見を検出するものである．

近年ではコンピュータによる画像処理が発達し，X線CT検査やMRI検査によって非常に精密に人体の構造を描出でき，病変の検出に有用である．内視鏡検査やエコー検査

表1-1-1　臨床検査の種類

```
検体検査
  一般検査: 尿，便，髄液検査など
  血液検査: 血球検査，凝固線溶検査など
  血液生化学検査: 酵素，タンパク，糖，脂質検査など
  免疫血清検査: 抗原抗体検査など
  微生物検査: 細菌，真菌検査など
生理機能検査
  心電図・呼吸機能，脳波，筋電図検査など
画像検査
  X線検査，エコー検査，CT検査，MRI検査，
  核医学検査，内視鏡検査など
```

も，多くの臓器について検査が可能となっている．
　画像検査は，超音波検査をのぞき，放射線科や内視鏡検査科などが担当する病院がほとんどである．

4. 臨床検査の進め方

　臨床検査にはさまざまな項目がある．尿検査や血沈検査のようにごく簡単なものから，遺伝子検査のように特殊なものに至るまで，検査に要する費用・時間・人員・技術・器具や設備など，臨床検査の内容は検査の項目によって千差万別である．
　特殊な検査は，患者に対して，肉体的，精神的あるいは経済的な負担をかけることが少なくない．そのため，通常の診療では，なるべく負担の少ない検査項目から検査を開始し，その検査結果を踏まえた上で，必要に応じて特殊検査へと進める．
　臨床検査を行う手順としては，患者が初めて外来を訪れたり，新規に入院してきた場合，まず患者の病態像を大まかに把握するための基本検査が行われる（表1-1-2）．さらに，各臓器の病変をふるい分けるために，臓器別のスクリーニング検査を行う．たとえば，肝機能を評価するためのスクリーニング検査，腎機能をみるためのスクリーニング検査，甲状腺機能を評価するためのスクリーニング検査などがある．
　患者の訴える自覚症状，診察による身体所見，それに基本検査およびスクリーニング検査とをあわせれば，患者の病態をかなり正確に把握することが可能である．その結果，"仮の診断" をつけることができる．
　この "仮の診断" を確実にして確定診断をつけたり，疑問点を解決したり，あるいは誤診を防ぐために，精密検査を目的とした特殊検査が行われることになる．
　たとえば，全身倦怠感や食欲不振などの自覚症状，さらに黄疸などの身体所見から肝疾患を疑われた患者の場合，まず基本検査としての血液生化学検査でAST，ALTあるいはビリルビン異常値などから，急性肝炎であるとの仮の診断をつけることができる．しかし，基本検査だけで確定診断をつけることはできない．まして，重症度，あるいは肝炎の原因や予後までを判断することは不可能である．
　そこで，より詳しい検査として，肝炎ウイルスの抗原抗体検査，腹部エコー検査，

表 1-1-2 基本検査（例）

検査内容	項目
尿検査	タンパク，糖，潜血，沈渣
血球検査	赤血球数，ヘモグロビン，ヘマトクリット，白血球の数・分類，血小板数
血液生化学検査	血清総タンパク，アルブミン，AST，ALT，LDH，γ-GTP，BUN，クレアチニン，尿酸，総コレステロール，トリグリセリド，血糖，CRP
胸部X線検査	
心電図検査	

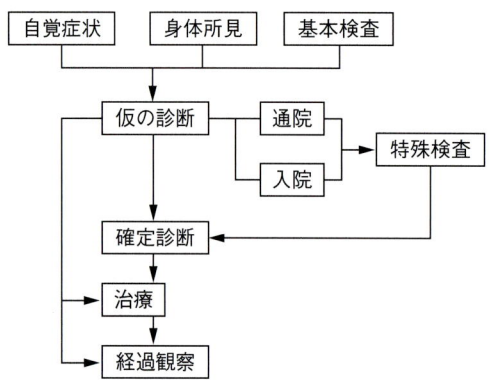

図 1-1-2　検査の流れ

CT検査，肝生検などを追加することになる．

　こうした一連のプロセスを通じて，病態を正しく把握することができ，正確で精密な診断にたどりつくわけである（図1-1-2）．

5. 検査結果の解釈

　臨床検査が行われ，それらを診療や看護に的確に活用するためには，検査結果を正しく解釈することが求められる．すなわち，得られた検査結果が正常なのか異常を示すのか．異常を表すとすれば，どの程度の異常を示しているのか．こうした評価が重要なのである．

　それぞれの検査項目には，正常か異常かを判定するための指標として，「基準値」が設定されている．

　では，基準値とは一体どのようなものであろうか？　ここで紹介しておきたい．

　多数の健康人を対象に検査を行った場合，結果値を人数ごとに分布した曲線を描くと，正規分布もしくは対数正規分布であることが多い（図1-1-3）．この分布曲線の結果に基づき，結果値の平均値±2SD（標準偏差）の範囲内にある数値を"正常である"と判定することが一般的になっている．

　つまり，健康人の95％が所属する数値を異常なしと判定するわけである．個性あふれる個々人の検査成績なので，かつてよばれた"正常値"という表現より，"基準値"も

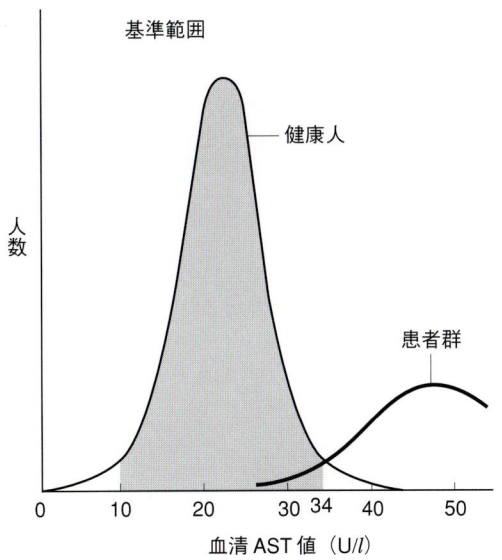

図1-1-3　検査結果の分布

しくは"基準範囲"というように表現するようになっている．

なお，基準値とは異なり，検査結果を判断する指標として「治療目標値」というものがある．これは，望ましい検査値を設定し，その範囲内に収まるよう治療する際の目標とするものである．

治療目標値が決められている検査項目の代表に血清コレステロール値がある．血清コレステロール値は，動脈硬化症への進展を防ぐ意味からすると，240mg/dl以下が理想と考えられる．実際に上記の方法で基準値を設ければ，施設によっては血清コレステロールの基準値は240mg/dlを超えることがある．しかし，それでは高すぎるとされ，240mg/dl以下にすることが治療目標値とされている．同じように，血糖値，尿酸値などについても基準値とは別に治療目標値が設定されている．

6. 検査結果を解釈する上で注意すべき事項

上述のように，個人の検査結果は基準値に照らし合わせて判断するのが通常である．基準値に入っていれば異常なく，基準値を外れていれば異常であると判定する．こう説明すれば，検査の結果を解釈するのは，ごく単純だと思われるかもしれない．しかし，検査結果の判定をするに当たっては，いくつかの注意すべき点がある．特に下記のようなことに注意して欲しい．

①偽陽性

検査結果が基準値を外れていれば，一般的には異常ありと判定してよい．しかし，検査値が基準値から多少なりとも外れていても，健康であることがしばしばある．

たとえば，肝機能を反映するASTの基準値は10～34単位である．仮に37単位という

表1-1-3 検査結果に変動を与える要因

要因		特徴		検査項目
個体間での変動	性別	男性＞女性		尿酸, クレアチニン, 赤血球, ヘモグロビン, ヘマトクリット, 鉄, 17-OHCS, 17-KS
		女性＞男性		LH, FSH, エストロゲン
	年齢	新生児・乳児で	高値	LDH, アルカリホスファターゼ, リン, 酸ホスファターゼ, 白血球, レニン, AFP
			低値	タンパク, クレアチニン, コレステロール, アミラーゼ, 17-OHCS, カテコールアミン
		幼小児で高値		アルカリホスファターゼ, コリンエステラーゼ
		青年〜中年で漸増		コレステロール, 中性脂肪
		老人で	高値	LH, FSH, カテコールアミン, PTH
			低値	テストステロン, カルシトニン, タンパク, アルブミン, アルドステロン, 赤血球, ヘモグロビン, ヘマトクリット
個体内での変動	日内変動	午前に高い		ACTH, コルチゾール, 鉄
		深夜に高い		成長ホルモン, TSH
	食事	食後に	上昇	血糖, インスリン, 中性脂肪, β-リポタンパク, 胆汁酸
			低下	遊離脂肪酸
	飲酒	飲酒で上昇		尿酸, 尿素窒素, 中性脂肪, γ-GTP
	運動	運動後に上昇		クレアチンキナーゼ, アルドラーゼ, AST（GOT）, ALT（GPT）, LDH, 乳酸
	体位	立位で上昇		総タンパク, アルブミン, コレステロール, カルシウム, レニン活性
	月経	周期で変動		LH, FSH, 性腺ホルモン
	妊娠	妊娠で	上昇	尿酸, アルカリホスファターゼ, コレステロール, 中性脂肪, AFP, T4, 性腺ホルモン, プロラクチン
			低下	総タンパク, アルブミン, コリンエステラーゼ, 鉄, 赤血球, ヘモグロビン, ヘマトクリット
	季節	冬季に上昇		カテコールアミン, T3

17-OHCS: 17-ヒドロキシコルチコステロイド, 17-KS: 17-ケトステロイド, LH: 黄体形成ホルモン, FSH: 卵胞刺激ホルモン, LDH: 乳酸脱水素酵素, AFP: α-フェトプロテイン, PTH: 副甲状腺ホルモン, ACTH: 副腎皮質刺激ホルモン, AST: アスパラギン酸アミノトランスフェラーゼ, T4: サイロキシン, T3: トリヨードサイロニン

結果の場合，異常と判断すべきであろうか？　もちろん肝硬変など，肝疾患であることもある．しかし，そもそも健康人の5%は基準値を超えているのだから，偽陽性の可能性もある．

　こうした偽陽性を否定するには，1つの検査項目だけでなく，他の検査をもあわせ，総合的に判断すべきである．もしも他の肝機能検査に何の問題もなければ，偽陽性の可能性が高くなる．さらに，同じ人が過去に何回か検診や人間ドックを受けていて，いつも同じような値を示していれば，その人にとっては異常な数値ではないと判断できよう．

②偽陰性

　逆に，基準値であるからといっても，必ずしも正常でないケースもある．

　たとえば，代表的な肝疾患である肝硬変の患者でも，病状が安定しているときには肝機能を反映するはずのASTが基準値を示すことがある．この場合でも，他の検査と組み合わせたり，あるいは経過を追って検査をすることで肝硬変を正しく診断することができる．

　検査の結果を解釈するには，単一の項目だけでなく複数の項目を組み合わせたり，あるいは経過を追って観察するなど，総合的に判断して偽陽性あるいは偽陰性を正しく判定するようにしなければならない．

③検査結果に変動を与える要因

　同じ検査項目であっても，年齢，性，職業，生活習慣などの違いにより，しばしば結果が異なる．また，同一人であっても，時間，季節などによって差異があったり，体位の状態，あるいは食事や運動の影響を受けて検査結果が変化することも少なくない．たとえば，血糖値や中性脂肪値は，空腹時と食後では検査値がかなり異なる．

　検査の結果を判定するときには，こうした変動を与える種々の要因にも十分に考慮することが重要である（表1-1-3）．

④施設による基準値の差

　同じ検査項目でも，検査を行う方法，使用する試薬や機器，あるいは測定環境などによって，検査結果に相違が出てくる．場合によっては，検査結果を示す単位そのものが施設間で相当に異なることもある．

　このため，患者の検査結果を判断する場合には，検査を受けたそれぞれの施設での基準値に照らし合わせることが重要である．複数の施設で診療を受けている患者の検査結果を判断する場合には，この点に注意が必要である．

　　　　　　　　　　　　　　　　　　　　　　　　　　　　　　＜奈良信雄＞

看護と臨床検査

1. 医療の中の臨床検査

　　臨床検査は，疾患の診断や治療の経過を判断したりする上で重要である．この意味では，臨床検査を主として利用するのは医師であるといえよう．
　　しかし，現代医療はチーム医療によって支えられている．医師だけでなく，種々の専門的知識をもつ看護職員，薬剤師，栄養士，臨床検査技師，作業療法士など，コメディカルスタッフが積極的に参加し，医療を支えることがきわめて大切である．
　　この意味からすれば，患者に関するデータはすべての医療従事者が共有するべきであろう．より質の高い医療を行うには，臨床検査の結果を，それぞれの専門領域で十分に活用すべきであると思う．そのためには，個々の患者における臨床検査の結果について，医師だけでなく，あらゆる医療スタッフは十分に理解しておき，チーム医療の実践に活用することが重要である．日頃から患者の病状や臨床検査結果などをチーム全体で話し合い，治療方針について多角度から検討しておくことが望まれる．
　　なお，臨床検査の結果を患者に話す場合には，チーム全体で確認した上で，話すようにすべきである．異なった解釈に立って患者に話せば，混乱を招くことになる．統一した見解で説明することが重要である．
　　また，患者以外には，検査結果を不用意に話してはならない．近所の人や知人はもちろん，ときには家族にすら話せないこともある．検査結果を知らせることが患者の不利益になるおそれもあるからである．医療従事者として，守秘義務には忠実でなければならない．

2. 看護と臨床検査

　　臨床検査結果は，患者のケアに当たってきわめて有用な指針を与えてくれる．
　　たとえば，急性肝炎の場合には，肝機能検査の成績が安静度や治療食の選択に指針を与えてくれる．慢性肺疾患では，呼吸機能検査や血液ガス分析の結果が安静度や酸素吸入の決定に指針を与える．心筋梗塞では，リハビリテーションを進めるのに検査成績が参考になる．感染症では，患者を隔離すべきかどうかの判断に細菌検査が欠かせない．
　　そして，検査結果を基にして患者に病状なり看護方針を説明することができる．すなわち，検査成績をまず患者に説明してから，安静度や食事の変更，あるいは治療内容の変更を指示すれば，患者としても納得しやすいであろう．検査結果がよい方向に向かっていれば，病状の回復を意味しており，患者に話して勇気づけることができる．逆に検査成績の改善が十分でない場合には，まだ病状がよくなっていないのでなお一層の治療

が必要であることを理解してもらえる．

　このように，患者に検査結果を説明することは，看護の立場からすれば有意義なことである．もっとも，検査結果を有効に看護に活用するには，検査の内容を十分に理解しておき，かつ成績を的確に解釈できる能力を身につけておかなければならない．すべてを理解する必要性はないにしても，医師とよく話し合い，検査結果を確認した上で看護に役立てるようにするべきである．

<奈良信雄>

2

各論

1 一般検査

A 尿検査

　尿は腎臓で生成され，尿管，膀胱を経て尿道から排泄される．腎臓で尿を生成する機能単位はネフロンとよばれ，球状の腎小体と尿細管から構成されている．ネフロンは左右の腎臓にそれぞれ約100万個ずつある．腎小体は，毛細血管が糸まり状になった糸球体と，それを包むようなボウマン嚢からなる（図2-1-1）．腎小体で毛細血管を流れる血漿が濾過され，老廃物が尿中へ排泄される（図2-1-2）．

　糸球体の濾過膜では，分子量が1万くらいまでの物質だと水とほぼ同じような速さで濾過される．分子量が6万9000のアルブミンや6万8000のヘモグロビンはわずかに濾過されるが，分子量が7〜8万以上の物質は濾過されない．タンパク質を除けば濾液成分の濃度は血漿成分とほぼ同じで，原尿とよばれる．原尿は腎小体から尿細管へと移行し，尿細管で種々の物質が再吸収されたり，分泌されたりする．原尿は1日にほぼ180*l* も濾

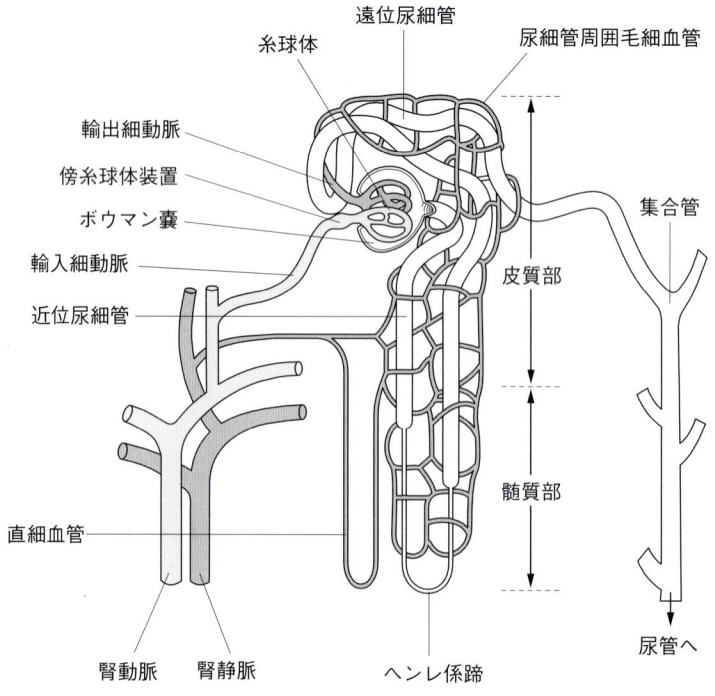

図2-1-1　ネフロンとその周辺の動静脈

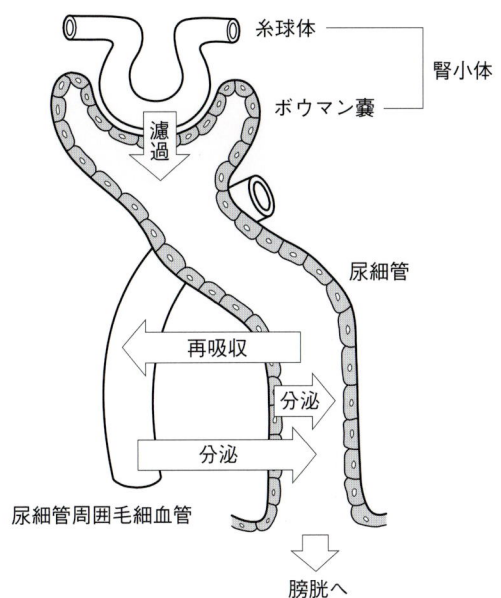

図2-1-2 ネフロンにおける尿の生成

過されるが，その99%は再吸収され，尿としては最終的に約1.5l前後になる．
 近位尿細管では，約80%の水分が再吸収され，水以外にも糖，アミノ酸，尿酸，低分子タンパク質，ナトリウムイオン（Na^+）やカリウムイオン（K^+）などの電解質が再吸収される．遠位尿細管では，Na^+が再吸収され，K^+，水素イオン（H^+），アンモニウムイオン（NH_3^+）が分泌される．また，遠位尿細管と集合管では抗利尿ホルモン（ADH）が作用して水分を再吸収し，濃縮した尿を最終的に生成することになる．
 腎臓には，尿をつくる作用の他にも，傍糸球体細胞からレニンを分泌して血圧上昇やアルドステロン分泌に関与する．また，赤血球の産生に必須のエリスロポエチンも分泌し，近位尿細管では，ビタミンDの活性化が行われる．
 尿検査では，尿量，尿中の成分を調べ，腎疾患をはじめ，糖尿病，肝疾患などの診断に有用である．また，細菌検査では，膀胱炎など腎尿路の感染症の診断に役立つ．
 通常は，早朝起床時の尿を調べることが望ましい．ただし，実際には随時採尿して検査することが多い．細菌検査をするときには，排尿開始直後の尿はとらず，排尿途中の尿を採取する．「中間尿」といい，雑菌の混入を防ぎ，実際に尿路感染症の原因になった菌を検出できるようにする．

1. 尿量

● 基礎知識 ●

健康状態では，1時間に体重1kg当たりほぼ1mlの尿が排泄される．尿量は，水分の摂取量，発汗量，腎臓での濃縮力，排泄される溶質（電解質，尿素など）の量，ADHなどのホルモンによって左右される．

●検査の意義●
尿量の測定は，腎機能，尿路系の通過状態，ADH分泌能などを評価するのに有用である．

●基準値●
成人では1,000〜1,500m*l*/日

●検査結果の解釈●
尿量の変化は次のように分けて判定する．

- **多尿**（2,500m*l*/日以上）：尿崩症，糖尿病，急性腎不全の利尿期，慢性腎不全の多尿期，心不全
- **乏尿**（500m*l*/日以下）：急性腎炎，急性腎不全，慢性腎不全の末期，高熱，脱水，嘔吐，発汗
- **無尿**（100m*l*/日以下）：重症の腎炎，ネフローゼ症候群，ショック
- **尿閉**（尿路の通過障害による排尿障害）：前立腺肥大症，膀胱・尿路腫瘍，神経因性膀胱

●注意事項●
尿量の判定には，患者が正確に蓄尿していることが前提となる．

2. 尿pH

●基礎知識●
尿は体内の余分な水素イオン（H^+）や炭酸水素イオン（HCO_3^-）を排泄し，酸塩基平衡の調節に重要な役割を果たしている．

●検査の意義●
尿pHは，体内の酸塩基平衡状態を示す指標となる．

●基準値●
5.0〜7.5（6.0付近が多い）

●検査結果の解釈●
- 酸性：飢餓，発熱，脱水，アシドーシス
- アルカリ性：アルカローシス，尿路感染症

●注意事項●
尿pHは食事の内容に左右されやすい．また，尿に細菌が多く混じると，細菌の出すウレアーゼによって尿素が分解され，アンモニアが産生されてアルカリ性になる．

3. 尿の比重

●基礎知識●
尿の比重は溶解している固形成分の量を示し，主にNaClに左右されるが，病的状態では糖，タンパク質などの影響を受ける．

●検査の意義●
尿の希釈，濃縮状態の判定に利用である．

●基準値●
1.002〜1.030

◉検査結果の解釈◉
・高比重: 糖尿病，発熱・下痢・嘔吐による脱水
・低比重: 尿崩症
◉注意事項◉
尿の比重は水分の摂取状況などで左右される．

4. 尿タンパク

◉基礎知識◉
健康人でも運動後やストレスなどでも陽性になることがあるが，持続して排泄されるのは腎疾患を疑う．
◉検査の意義◉
腎疾患のスクリーニング検査として重要．
◉基準値◉
（−）〜（±）
◉検査結果の解釈◉（図2-1-3）
尿タンパクが陽性の場合は次のような病態に分けて考える．
①血漿中に低分子タンパク質が増加する疾患（腎前性）: 多発性骨髄腫（ベンス ジョーンズタンパクが陽性）など
②腎臓の糸球体濾過能に異常のある疾患（腎糸球体性）: 急性腎炎，慢性腎炎，慢性腎盂腎炎，ネフローゼ症候群，糖尿病性腎症，SLEなど
③腎臓の尿細管でタンパク質再吸収に異常のある疾患（腎尿細管性）: ファンコニ症

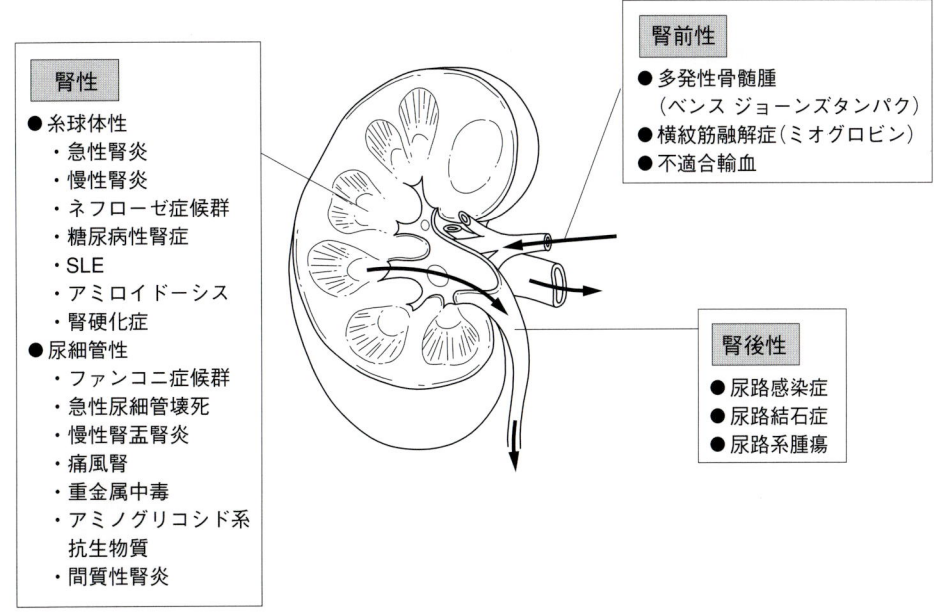

図2-1-3　尿タンパクが陽性になる疾患

候群，急性尿細管壊死など
④尿路でタンパク質が分泌される疾患（腎後性）：尿路感染症，尿路結石症，尿路系腫瘍など

● 注意事項 ●

原則として早朝起床時の尿で検査する．

5. 尿糖

● 基礎知識 ●

糖代謝異常によって血糖が高値になったり，腎臓での糖の排泄閾値が低いと尿中に糖が出現する．

● 検査の意義 ●

糖尿病のスクリーニングとして有用．

● 基準値 ●

（−）

● 検査結果の解釈 ●

尿糖が陽性になるのは，次のような病態で，それぞれの病態をきたす疾患を鑑別する（表2-1-1）．

・血糖高値：糖尿病，膵炎，肝疾患，過食，胃切除後など
・糖排泄閾値の低下：腎性糖尿（先天的に排泄閾値が低いもので，問題はない），慢性腎炎など

● 注意事項 ●

原則として早朝空腹時の尿で検査する．食後では健康人でも陽性になることがある．

6. 尿潜血

● 基礎知識 ●

尿中に血液がでる病態の血尿を試験紙法で検出する．

表2-1-1 糖尿をきたす病態と原因疾患

病態	原因疾患	
血糖値の上昇	代謝性疾患	：糖尿病，高脂血症，肥満，飢餓
	内分泌疾患	：先端巨大症，甲状腺機能亢進症，クッシング症候群，褐色細胞腫，グルカゴノーマ
	肝疾患	：肝炎，肝硬変，脂肪肝，ヘモクロマトーシス
	膵疾患	：慢性膵炎，膵臓がん，膵臓摘出後
	中枢性疾患	：脳腫瘍，脳血管障害，頭部外傷
	ストレス	：感染症，手術，麻酔，呼吸不全，精神的ストレス
	食事性	：胃切除後，過食
糖排泄閾値の低下	重金属中毒	：カドミウム，クロムなど
	腎疾患	：慢性腎炎，腎硬化症，ファンコニ症候群，ネフローゼ症候群
	そのほか	：腎性糖尿（先天性），妊娠

◉検査の意義◉
血尿を発見できる．

◉基準値◉
（－）

◉検査結果の解釈◉
尿潜血反応が陽性になるのは，腎尿路系のどこかで出血のある病態を示す（図2-1-4）．これには，白血病や特発性血小板減少症などで出血傾向がある場合に，出血症状の一部として血尿がみられる．腎尿路系に異常があって出血するのは，炎症，腫瘍，あるいは結石や外傷のある場合である．

◉注意事項◉
試験紙が古いと正確な結果が得られない．ビタミンCを大量に服用していると，偽陰性になることがある．

7. ケトン体

◉基礎知識◉
糖質の供給が不足したり，利用が十分でない場合，脂肪が代わりにエネルギー源として利用され，不完全燃焼してケトン体（アセト酢酸，βヒドロキシ酪酸，アセトンの総

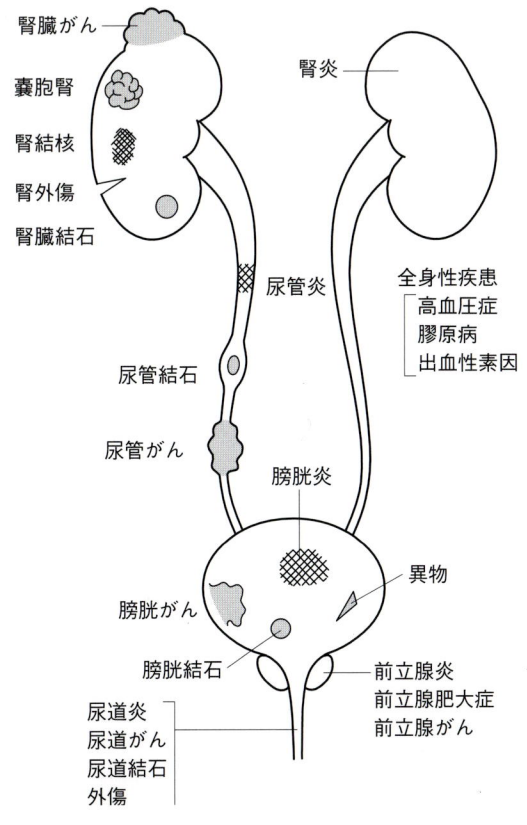

図2-1-4　血尿をきたす病態・疾患

称）が生成され，尿中にでる．

● **検査の意義** ●

ケトアシドーシスの発見に有用である．

● **基準値** ●

（−）

● **検査結果の解釈** ●

尿ケトン体が陽性になるのは，糖尿病でコントロール不良，飢餓，発熱，アルコール多飲，過脂肪食などの場合で，いずれも栄養状態が不良であることを示す．

● **注意事項** ●

尿ケトン体が陽性のときには，早急に栄養状態の改善が必要である．

8. 尿沈渣

● **基礎知識** ●

尿を遠心分離して得られる沈殿成分を顕微鏡で観察し，異常成分の検出を行う（図2-1-5）．

● **検査の意義** ●

腎炎や腎・尿路系腫瘍の診断に有用である．

● **基準値** ●

赤血球：＜2個/毎視野

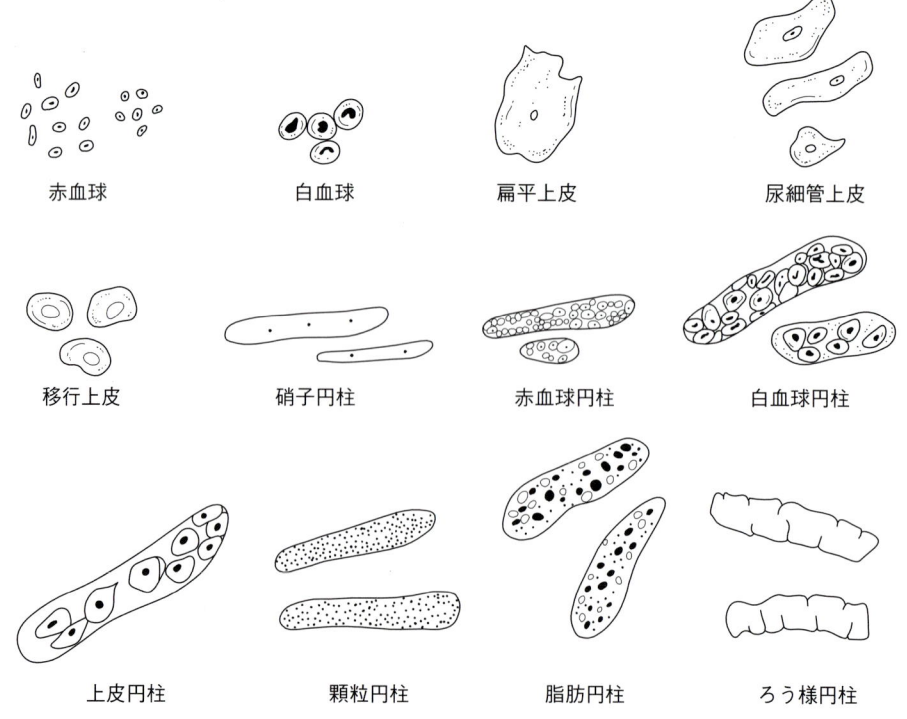

図2-1-5　尿沈渣でみられる細胞，円柱，上皮細胞

白血球: ＜4個/毎視野
　　　上皮細胞: 扁平上皮が少数
　　　円柱: 硝子円柱が少数みられることがある
　　　結晶: 尿酸，リン酸，シュウ酸などの結晶がみられることがある
　　　細菌: ＜4個/毎視野

● 検査結果の解釈 ●

　尿沈渣に出現する成分によって，腎尿路系疾患の診断ができる場合がある（表2-1-2）．

● 注意事項 ●

　尿は採取後，新鮮なうちに検査すること．時間がたつと，沈渣の成分が変化したり，細菌が繁殖して正確に判定することができなくなる．

B 便検査

　便は，食べ物や飲み物の残りカス，消化液，胆汁，腸管上皮細胞，腸内細菌などの混じったものである．便検査は消化器疾患の診断に有用で，色，形状，硬さなどの外観を観察した後，潜血反応，寄生虫検査などを行う．便の外観の異常は表2-1-3に示すよう

表2-1-2　尿沈渣の異常と主な疾患

尿沈渣		主な疾患・病態
血球	赤血球	糸球体腎炎，腎・尿路系の結石，腫瘍，炎症など
	白血球	感染症，糸球体腎炎，間質性腎炎，移植後の拒絶反応
上皮細胞	扁平上皮	正常，腟分泌物混入
	移行上皮	正常，炎症，腫瘍
	尿細管上皮	腎盂腎炎，急性尿細管壊死，拒絶反応，サイトメガロウイルス感染
円柱	硝子円柱	正常，糸球体腎炎，腎盂腎炎，ネフローゼ症候群
	赤血球円柱	糸球体腎炎，ループス腎炎，腎梗塞
	白血球円柱	急性腎盂腎炎，ループス腎炎，間質性腎炎
	上皮円柱	急性尿細管壊死，拒絶反応
	顆粒円柱	糸球体腎炎，ネフローゼ症候群
	脂肪円柱	ネフローゼ症候群，リポイドネフローゼ，糖尿病性腎症
	ろう様円柱	慢性腎不全，腎硬化症
結晶（酸性尿）	尿酸，シュウ酸カルシウム，硫酸カルシウム	正常，結石
	シスチン	シスチン尿症
	チロシン，ロイシン	アミノ酸代謝異常，肝障害
	コレステロール	乳び尿，ネフローゼ症候群
結晶（アルカリ尿）	無晶性リン酸塩，尿酸アンモニウム，リン酸カルシウム，炭酸カルシウム	正常，結石
	リン酸アンモニウムマグネシウム，尿酸アンモニウム	結石，慢性尿路感染症
微生物	細菌，真菌，原虫，寄生虫	感染症

な所見がある．食中毒や腸管感染症が疑われた場合には，便の細菌検査が必要になる．

1. 便潜血

◉基礎知識◉
便に混じった血液ヘモグロビンをモノクローナル抗体を用いた免疫法で検出する．

◉検査の意義◉
消化管での出血の有無を確認する．

◉基準値◉
（−）

◉検査結果の解釈◉
消化管のいずれかで潰瘍，炎症あるいは腫瘍などによって出血が起これば，便に血液が混じり，便潜血反応が陽性になる．このような疾患を表2-1-4に示す．便潜血反応が陽性になった場合には，上部，および下部消化管の内視鏡検査などを行って出血している部位と，原因を調べて治療を行う必要がある．

表2-1-3　便の外観の異常

検査項目	所見	異常値を示す病態・疾患
形状	軟便・水様便	腸管の水分吸収不良，腸管の蠕動運動亢進
	硬便	便秘症，脱水時，水分の摂取不足
	鉛筆様便	大腸下部の狭窄，けいれん性収縮
	粘液便	潰瘍性大腸炎，過敏性大腸炎
	粘血便	赤痢，腸炎ビブリオ感染，潰瘍性大腸炎，クローン病
色	赤色便（新鮮血便）	大腸炎，痔核，大腸がん，直腸がん，赤痢
	黒色便（タール便）	胃・十二指腸潰瘍，胃がん，食道静脈瘤破裂
	黒色便	鉄剤服用，炭末服用
	灰白色便	胆道閉塞，肝炎の急性期，バリウム検査後
	淡黄色便	高度の下痢便，脂肪便，下剤服用
	緑色便	抗生物質投与，食品の影響
におい	腐敗臭	膵疾患，慢性腸炎，直腸がん
	精液臭	赤痢

表2-1-4　便潜血反応が陽性になる主な病態・疾患

出血部位	主な病態・疾患
食道	食道静脈瘤破裂，食道潰瘍，食道炎，食道がん，マロリー-ワイス症候群
胃・十二指腸	胃がん，胃・十二指腸潰瘍，胃炎，急性胃粘膜病変
小腸	クローン病，メッケル憩室，腸結核，肉腫，上腸間膜動静脈閉塞症
大腸	大腸がん，ポリープ，潰瘍性大腸炎，クローン病，過敏性大腸症候群，薬剤性腸炎
肛門	内・外痔核，痔瘻
全身性	白血病，特発性血小板減少性紫斑病，血友病，肝硬変，鼻・口腔内出血

◉注意事項◉

便潜血が陽性のときには，必ず出血の原因を明らかにし，治療を行うことが大切である．便潜血反応検査は大腸早期がんのスクリーニング検査として役立つが，偽陰性もあるので2～3日間は連続して検査することが望ましい．

2. 寄生虫

◉基礎知識◉

寄生虫症が疑われる場合，便を採取して虫卵や虫体を調べる．蟯虫では，起床時に肛門付近にセロハンテープを貼り付けて検査する．

◉検査の意義◉

寄生虫症の診断に有用である．

◉基準値◉

(−)

◉検査結果の解釈◉

・陽性: 寄生虫症（回虫，鉤虫，吸虫，条虫，線虫，蟯虫など）

◉注意事項◉

海外渡航者などでは特に注意して検査する．

C 髄液検査 cerebrospinal fluid

◉基礎知識◉

髄液はくも膜下腔および脳室を満たす無色透明な水様の液体で，中枢神経系の保護と，栄養物質や代謝産物の輸送，除去などを司っている．1日におよそ500mlが産生され，吸収される．脳脊髄腔には約150mlの脳脊髄液が入っており，1日におよそ3回入れ替わっている．

◉検査の意義◉

種々の脳・脊髄疾患で，髄液の量および成分が変化する．そこで髄液を検査すると，中枢神経系の疾患，特に髄膜炎や脳炎などの感染症，くも膜下出血などの診断に役立つ．

◉基準値および検査結果の解釈◉

髄液検査では，まず髄液圧を測定し，髄液を採取して外観，細胞数，タンパク，糖，LDH，ADAなどを検査する．それぞれの基準値と異常になる疾患を表2-1-5に示す．

◉注意事項◉

髄液検査は通常は腰椎穿刺で行われるが，感染に注意し，かつ髄液圧の高い場合には脳ヘルニアを起こさないよう少量の採取に止めるべきである．

D 穿刺液検査（胸水，腹水，心囊水）

◉基礎知識◉

胸腔，腹腔，心囊などの体腔に過剰の液体が貯留した病態は，それぞれ胸水，腹水，心囊水とよばれる．これらの体腔液が貯留する原因には，細菌などによる感染，腫瘍の

表 2-1-5 髄液の検査基準値と異常となる疾患

項目	基準値	異常	異常となる疾患
髄液圧	60〜180mmH$_2$O	上昇	脳腫瘍, 脳膿瘍, 脳出血, 脳浮腫
		低下	高度の脱水
外観	透明, 清	鮮紅色	新鮮なくも膜下出血
		黄褐色	陳旧性出血, 黄疸
細胞数	5/μl以下	白血球増加	化膿性髄膜炎, 脳膿瘍, 白血病性髄膜炎
		単核球増加	ウイルス性髄膜炎, 日本脳炎, 結核性髄膜炎
		腫瘍細胞	がん性髄膜炎, 脳腫瘍, 悪性リンパ腫
タンパク	15〜45mg/dl	増加	脳炎, 髄膜炎, ギラン-バレ症候群, 脳出血
		低下	良性頭蓋内圧亢進症
糖	45〜90mg/dl	増加	高血糖
		低下	化膿性髄膜炎, がん性髄膜炎, 脳炎, 脳出血
LDH	40U/ml以下	高値	がん性髄膜炎, 細菌性髄膜炎
ADA	8U/ml以下	高値	結核性髄膜炎

注: ADA: アデノシンデアミナーゼ

表 2-1-6 体腔穿刺液の検査所見

項目	異常所見	異常値を示す疾患・病態
外観	淡黄色透明	漏出液, 非化膿性炎症
	血性	がん性, 出血
	膿性	化膿
	乳び性	リンパ管の損傷, フィラリア症
細胞	白血球	化膿
	リンパ球	結核
	腫瘍細胞	がん性
糖	30mg/dl以下	リウマチ性胸水
LDH	500IU/l以上	がん性, 結核性
ADA	50IU/l以上	結核性
アミラーゼ	血清上限値より高値	膵性胸・腹水, アミラーゼ産生腫瘍
CEA, SCC抗原, CA19-9など	高値	がん性

浸潤, 低栄養や心不全, 腎不全, 肝不全などによる全身性浮腫の一部分症, 外傷や異物による出血などがある.

● 検査の意義 ●

体腔液の一部を穿刺して採取し, 外観の観察, 生化学的検査, 血清学的検査, 細胞診, 細菌検査などを行い, 体腔液の貯留した原因を明らかにして, 治療対策を立てる上での参考にする. ことに結核やがんの浸潤が原因の場合では, 治療対策を立てる上で有用である.

◉ **基準値** ◉
　健康状態では採取されないので，基準値はない．

◉ **検査結果の解釈** ◉
　穿刺液のタンパク濃度によって，漏出液と滲出液とに分ける．漏出液はタンパク濃度が3.0g/dl以下で，静水圧の上昇や膠質浸透圧の低下で発生するもので，心不全，腎不全，肝不全などが原因で起きる．滲出液は，毛細血管透過性の亢進によって発生するもので，感染症や悪性腫瘍などが原因となって起きる．穿刺液検査の項目と，異常を示す疾患を表2-1-6に示す．

◉ **注意事項** ◉
　体腔液を穿刺する場合，誤って動脈を傷つけると後で出血する危険性がある．穿刺後は安静を保ち，定期的にバイタルサインを観察する．血圧が下がるようであれば，出血しているおそれがあり，ただちに医師に連絡して処置を講じる．
　また，穿刺の際は無菌処置に留意し，感染を起こさないように気をつける．

E 関節液検査

◉ **基礎知識** ◉
　関節液は関節滑膜細胞が産生する液体で，健康人では少量で，淡黄色で透明である．ヒアルロン酸やコンドロイチン酸を含んでいるので特有な粘稠性がある．液性成分としては，血漿成分を約1/2程度含んでいる．酢酸を滴下すると，索状凝固片のムチン塊がみられる．

◉ **検査の意義** ◉
　関節炎や関節症を起こすと，関節液が大量に貯留してくる．その原因を解明して診断を確定するためには，関節液を無菌的に採取して検査する．場合によっては，治療を目的として薬剤を注入することもある．

◉ **基準値と検査結果の解釈** ◉
　炎症を起こすと白血球が増え，外観も黄色〜黄緑色となって混濁する．糖濃度も低下する．関節液の基準値と，異常所見を表2-1-7に示す．

表2-1-7　各種疾患での関節液の性状

項目	正常	非炎症性	炎症性	感染性
外観	透明，淡黄色	透明，黄色	軽度混濁，黄色	混濁，黄緑色
粘稠度	強度粘稠	粘稠	水性	膿性
ムチン塊	あり	ときにあり	なし	なし
白血球数	$<50/\mu l$	$200〜2,000/\mu l$	$2,000〜50,000/\mu l$	$>50,000/\mu l$
糖	血糖と同等	血糖と同等	血糖より低い	血糖より著明に低い
関連疾患		変形性関節症 外傷性関節炎 特発性関節水腫 シャルコー関節	慢性関節リウマチ 痛風，偽痛風 SLE 強直性脊椎炎	細菌性関節炎 結核性関節炎 ウイルス性関節炎 ライター症候群

●**注意事項**●

体腔液の穿刺と同様，出血や感染に十分注意する．嫌気性菌の感染を疑う場合には，空気に触れないようにして嫌気性菌移送用容器にすぐに移す．

<奈良信雄>

血液検査 2

　血液は，体重全体のおよそ8％程度を占める．そのうちの約45％は赤血球，白血球，血小板などの細胞成分，すなわち血球で，残りが液状成分の血漿である．血漿の約90％は水からなり，それにタンパク質，糖質，脂質，電解質，無機質，酵素，ビタミン，ホルモンなどが種々の濃度で溶解している（図2-2-1）．種々の疾患や病態では，血液成分自体に変化が生じたり，健康時にはみられない異常な成分が出現したりする．このため，血液を検査することはさまざまな疾患を診断するのに有用である．

　血液を試験管の中に入れて室温で放置しておくと，血液は自然に凝固して血餅を作る．これは，血球成分に血漿中のフィブリノーゲンが変化してできるフィブリンがからみついてできるものである．血液から血餅を除いた液体成分は血清とよばれる．血清は，血漿からフィブリノーゲンなどの凝固因子を除いたものである．血漿を得るには，ヘパリンやクエン酸ナトリウムなどの抗凝固剤の入った採血管に採血し，血液を遠心分離して集める．

　血液を検体とする臨床検査では，血液全体を用いて血球を検査する検査のほか，血清もしくは血漿を生化学的，あるいは免疫学的に検査したりする．

　通常，血液検査とただ単によばれるものは，①血球成分に関する血球検査，②出血，凝固に関する検査をさすことが多い．それに，③血沈を含めることもある．

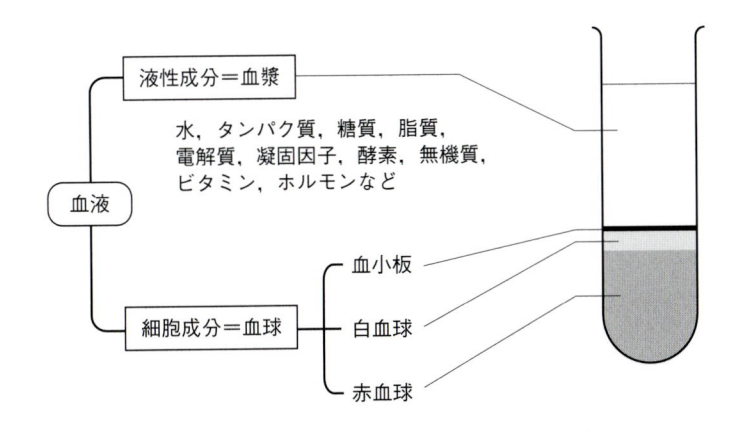

図2-2-1　血液の成分

A 赤血球沈降速度（血沈，赤沈）

血液を抗凝固剤のクエン酸ナトリウムと4：1容の割合で混ぜてガラス管（血沈管）に入れ，垂直に立てて放置しておくと，赤血球が沈降する（図2-2-2）．血漿中にグロブリンやフィブリノーゲンが増加していると赤血球が凝集しやすくなって沈降速度が速くなる．逆に，アルブミンが多いと遅くなる．

このため，グロブリンやフィブリノーゲンが増加する炎症性疾患や組織破壊性病変などの存在を，赤血球沈降速度から知ることができる．アルブミンが減少するネフローゼ症候群でも，血沈は促進する．一方，フィブリノーゲンの減少する播種性血管内凝固症候群（DIC）では血沈は遅延する．

また，赤血球数も血沈に影響する．赤血球数の減少する貧血では血沈は促進し，赤血球数が増加する多血症では血沈は遅延する．

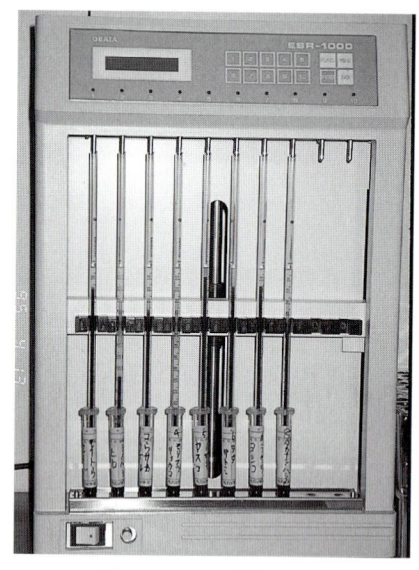

図2-2-2 血沈検査

●基礎知識●

抗凝固剤を加えた血液をガラス管に入れて垂直に立て，赤血球が沈降する速度，すなわち血液上端から赤血球層上端までを計測する．

●検査の意義●

炎症や組織破壊をきたす疾患の診断・経過観察に役立つ．

●基準値●

1時間値: 男性　2～10mm，女性　3～15mm

●検査結果の解釈●

血沈の促進は，炎症（急性・慢性感染症，膠原病など），組織破壊（急性心筋梗塞，悪性腫瘍など），血漿タンパク異常（多発性骨髄腫），貧血などで認められる．

血沈の遅延は，真性多血症，播種性血管内凝固症候群（DIC）などで起きる．
● 注意事項 ●
検査室の室温に影響されることがある．血液とクエン酸ナトリウムを正確に4：1に混和しないと誤差がでる．

B 血球検査

血球には，赤血球，白血球，血小板の3系統がある．これらは脊椎骨，肋骨，胸骨，腸骨，大腿骨近位部などの骨髄中で作られ，血液中に流れ出てくる．

各血球はそれぞれの機能（赤血球：酸素運搬，白血球：感染防御・免疫，血小板：止血）を果たした後，寿命がつき，脾臓などで破壊される．健康人では，各血球の産生と破壊はバランスがとれており，血液中の各血球数はほぼ一定に保たれている．

血球検査では，各血球の数を測定（血球計算，略して血算とよばれる）し，血球の形態を調べる．貧血や白血病などの血液疾患はもちろん，種々の全身性疾患のスクリーニング検査として，初診時や，検診・人間ドックなどでも実施されるごく基本的な検査である．

1. 赤血球 red blood cell（RBC），ヘモグロビン hemoglobin（Hb），ヘマトクリット hematocrit（Hct）

● 基礎知識 ●
赤血球の数，赤血球中のヘモグロビン濃度，血液全体に対する赤血球の容積比率（ヘマトクリットという）を検査する．この3者から次式によって平均赤血球指数を計算し，貧血の診断に応用する．

MCV（mean corpuscular volume；平均赤血球容積）
　＝ Hct（％）/RBC（百万/μl）× 10 fl（フェムトリットル）

MCH（mean corpuscular hemoglobin；平均赤血球ヘモグロビン量）
　＝ Hb（g/dl）/RBC（百万/μl）× 10 pg（ピコグラム）

MCHC（mean corpuscular hemoglobin concentration；平均赤血球ヘモグロビン濃度）＝ Hg（g/dl）/Hct（％）× 100％

● 検査の意義 ●
貧血，多血症など，赤血球造血に異常のある疾患の診断に重要である．

● 基準値 ●
RBC　男性　410〜530万/μl
　　　女性　380〜480万/μl
Hb　　男性　14〜18 g/dl
　　　女性　12〜16 g/dl
Hct　 男性　40〜48 ％
　　　女性　36〜42 ％
MCV　　　　81〜99 fl
MCH　　　　26〜32 pg

MCHC　　　32〜36 %

● 検査結果の解釈 ●

　血液の単位容積当たりの赤血球数もしくはヘモグロビン濃度が減少し，体内への酸素運搬能が低下した病態を貧血という．一般には，ヘモグロビン濃度が男性では13g/dl以下，女性では11g/dl以下を貧血とする．

　貧血には表2-2-1に示すように，種々の成因によって種々のタイプがある．すなわち，赤血球の産生に異常があったり，鉄やビタミンB_{12}，葉酸など赤血球の成熟に必要な物質が欠乏して成熟が障害されたり，あるいは赤血球の寿命が短縮したり，出血して体外に赤血球が失われたりして発生する．

　これらを鑑別するために，平均赤血球指数が役立つ（表2-2-2）．すなわち，MCVとMCHCの計算から，貧血を大きく小球性低色素性貧血，正球性正色素性貧血，大球性正色素性貧血に区分し，それらに属する貧血を精密検査を行って鑑別診断する．

　一方，赤血球数が多いのは，赤血球増加症もしくは多血症とよばれる．これには，次の3つのタイプがある．

　第一は，特発性に赤血球造血が活発となっている真性多血症である．この場合には，白血球数や血小板数も増えていることがある．第二は，慢性の心肺疾患や高地居住などによって動脈血酸素飽和度が低下し，代償的に赤血球が増えるもので，二次性多血症とよばれる．第三は，体内の赤血球数そのものは増えていないが，火傷や下痢などで脱水を起こした場合，血液が濃縮されてしまってみかけ上，赤血球数が増えたように判定される場合で，相対的赤血球増加症とよばれる．

● 注意事項 ●

　赤血球の異常をみるには，必ず赤血球数，ヘモグロビン，ヘマトクリットの3者を同

表 2-2-1　貧血の成因と貧血の種類

貧血の成因	貧血の種類
赤血球の産生障害	再生不良性貧血，骨髄異形成症候群，白血病
赤血球の成熟障害	鉄欠乏性貧血，巨赤芽球性貧血
赤血球の破壊亢進	溶血性貧血
赤血球の喪失	大量出血
赤血球の体内分布異常	脾腫

表 2-2-2　平均赤血球指数による貧血の分類

貧血のタイプ	MCV (fl)	MCHC (%)	主な貧血
小球性低色素性貧血	80以下	31以下	鉄欠乏性貧血，鉄芽球性貧血，サラセミア，慢性感染症
正球性正色素性貧血	81〜100	32〜36	溶血性貧血，再生不良性貧血，白血病，腎性貧血，急性出血
大球性正色素性貧血	101以上	32〜36	巨赤芽球性貧血（ビタミンB_{12}欠乏症，葉酸欠乏症）

時に判定すること．貧血でも赤血球数には異常のないこともある．

2. 網赤血球数　reticulocyte

◉基礎知識◉

網赤血球は，成熟赤血球の前段階の細胞で，細胞質内にリボ核酸（RNA）が残っており，メチレン青などで染色すると網状に染色されるものである．

◉検査の意義◉

赤血球造血がさかんになると増加するので，赤血球造血の状態を知る指標となる．

◉基準値◉

比率　　0.5〜1.5%（5〜15‰）
絶対数　24,000〜84,000/μl

◉検査結果の解釈◉

網赤血球数が増加するのは，赤血球の造血が旺盛な場合で，溶血性貧血，鉄欠乏性貧血，巨赤芽球性貧血の治療開始後などで認められる．

一方，網赤血球数が減少するのは，赤血球造血が障害されていることを示し，再生不良性貧血，赤芽球癆，骨髄線維症，急性白血病などでみられる．

◉注意事項◉

網赤血球の検査は単位の表示が施設によって異なるので，解釈するときに注意する．

3. 白血球　white blood cell（WBC）

◉基礎知識◉

白血球は，好中球，好酸球，好塩基球，リンパ球，単球から構成され，病原体に対する防御作用や，抗体を産生して免疫反応を司ったり，組織障害の修復などに関与する．白血球の検査では，数だけでなく，血液像検査による白血球の分画を調べることが重要である．

◉検査の意義◉

炎症性疾患の診断や経過観察，白血病など血液疾患の診断，薬剤の副作用のモニターなどに有用である．

◉基準値◉

4,000〜9,000/μl

◉検査結果の解釈◉

白血球数の増加は，急性感染症，外傷，熱傷，溶血，急性心筋梗塞，悪性腫瘍，ストレスなどに対する生体の防御反応の結果として認められることが多い．また，白血病では，白血球系細胞が腫瘍化した白血病細胞が増え，結果的に白血球数の増加として判定されることがある．この場合には，末梢血液像で白血病細胞を認めることがある．

白血球数の減少は，無顆粒球症，薬剤アレルギー（抗生物質，抗痙攣薬，抗甲状腺薬など），血液疾患（再生不良性貧血，白血病，骨髄異形成症候群），膠原病，肝硬変，抗がん剤投与，放射線障害，エイズなどでみられる．

◉注意事項◉

急性白血病では，白血球数は増えているだけでなく，基準値のことも，減少している

こともある．

4. 血小板　platelet

●基礎知識●
　血管が傷ついて出血した場合，血小板は損傷した血管に粘着し，また血小板同士が凝集して血栓を作って止血に関与する．血小板が5万/μl以下になったときには止血に支障をきたし，<u>出血傾向</u>が起きる．逆に血小板数が多すぎれば，<u>血栓傾向</u>を起こす．

●検査の意義●
　出血傾向，もしくは血栓傾向のある場合には血小板数を検査することが必須である．

●基準値●
　12～40万/μl

●検査結果の解釈●
　<u>血小板数の減少</u>は，①<u>血小板産生の低下</u>（再生不良性貧血，白血病，悪性貧血，抗がん剤投与），②<u>血小板破壊の亢進</u>（特発性血小板減少性紫斑病，播種性血管内凝固症候群），③<u>血小板の体内分布異常</u>（肝硬変，脾腫）で認められる．
　<u>血小板数の増加</u>は，①<u>腫瘍性に増加</u>（本態性血小板血症，慢性骨髄性白血病，真性多血症），②<u>反応性に増加</u>（出血，手術，悪性腫瘍）する場合とがある．

●注意事項●
　血小板数が5万/μl以下のときには，出血傾向が起こりやすいので，注意して観察する．

5. 末梢血液像　hemogram

●基礎知識●
　血液塗抹標本を染色して顕微鏡で観察し，赤血球・白血球・血小板の形態を観察する．ことに白血球は好中球，好酸球，好塩基球，リンパ球，単球の各比率を測定する（<u>白血球分画</u>という，図2-2-3）．また，白血病細胞など異常細胞の出現の有無にも注意する．

●検査の意義●
　貧血や白血病などの血液疾患では，血球数には異常がなくても形態的に異常のあることがあり，診断する上で重要である．

●基準値●
　桿状核好中球　　2.0～13.0%
　分節核好中球　　38.0～58.0%
　好酸球　　　　　0.2～6.8%
　好塩基球　　　　0.0～1.0%
　リンパ球　　　　26.2～46.6%
　単球　　　　　　2.3～7.7%

●検査結果の解釈●
　<u>白血球分画の異常</u>は，感染症やアレルギー性疾患などで認められる．それぞれの疾患によって特徴的な変化がみられ，診断の役に立つ（表2-2-3）．
　正常では認められない血球が末梢血液に出現することがある．特に白血病では，腫瘍

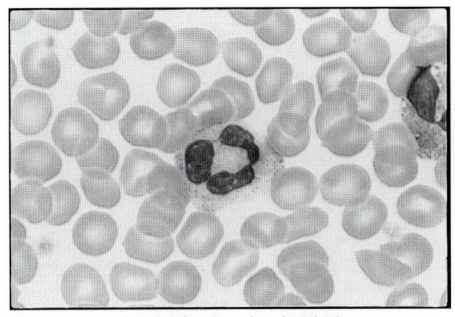

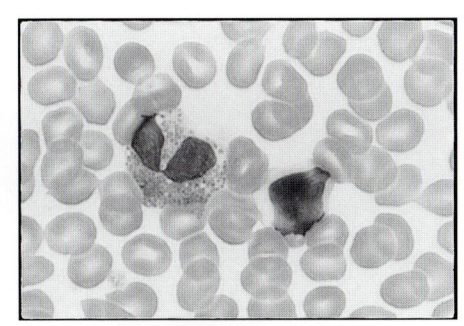

左: 好中球　右: 好酸球　　　　　　　左: 好酸球　右: リンパ球

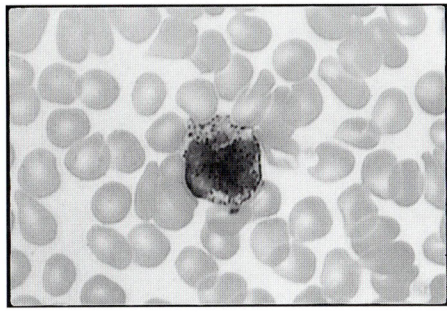

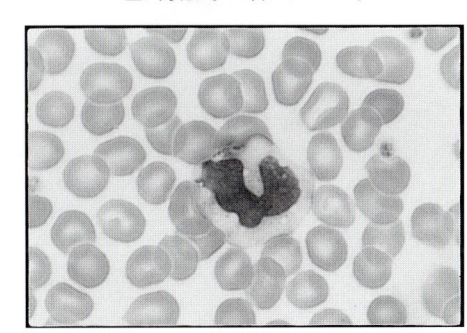

好塩基球　　　　　　　　　　　　単球

図2-2-3　白血球の種類

表2-2-3　白血球分画の異常

白血球の種類	増加する疾患	減少する疾患
好中球	急性細菌性感染症，外傷，熱傷，梗塞性疾患，慢性骨髄性白血病，中毒，ストレス，副腎皮質ステロイド薬服用	ウイルス感染症，急性白血病，再生不良性貧血，薬剤副作用，放射線障害
好酸球	アレルギー性疾患，寄生虫症，皮膚疾患	重症感染症，感染症初期，再生不良性貧血
好塩基球	慢性骨髄性白血病，アレルギー性疾患	
リンパ球	ウイルス感染症，慢性リンパ性白血病，マクログロブリン血症	急性感染症の初期，悪性リンパ腫，全身性エリテマトーデス（SLE）
単球	感染症，単球性白血病，無顆粒球症の回復期	

細胞である白血病細胞が出現し，この場合には直ちに骨髄検査を行って診断を確定し，治療を開始しなければならない（図2-2-4）．

● 注意事項 ●

　白血球分画は自動血球計数器で測定されることも多いが，異常細胞の出現したときには，顕微鏡での確認が必要である．

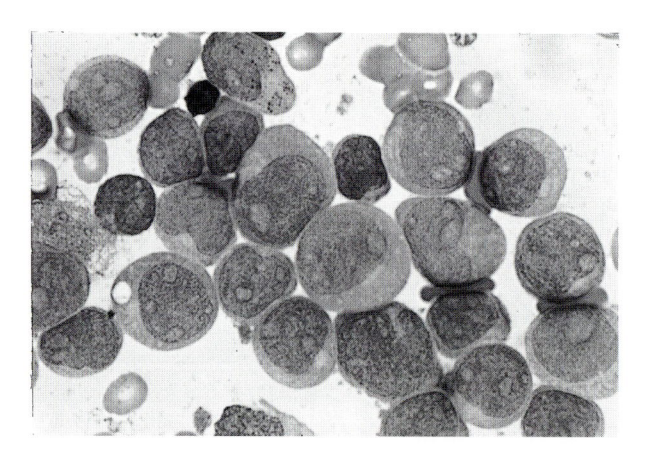

図 2-2-4　骨髄に認められた白血病細胞

C 止血・血栓検査

　外傷などで血管に傷がつくと，血液が血管の外に漏れ出てくる．これが出血という現象である．出血は生体にとって不利なために防衛反応として出血を阻止する機構，すなわち止血機構が働く（図2-2-5）．

　止血機構では，まず血管が収縮して血流が減少される．ついで傷ついた血管に血小板が粘着し，血小板同士が凝集して血栓をつくり，血管の破綻を防ぐ．この血栓は「一次血栓」とよばれ，もろくてはがれやすいものである．一方，血漿中にある凝固因子（ⅠからⅩⅢ因子まである．ただし，Ⅵは欠番）が次々に活性化され，最終的にはフィブリノーゲンがフィブリンとなり，血小板でできた血栓をあたかもセメントで固めるようにして固める（凝固系）．こうしてできる血栓を「二次血栓」といい，強固で血管壁の破綻をがっちりと塞ぐ（図2-2-6）．こうして止血が完了することになる．

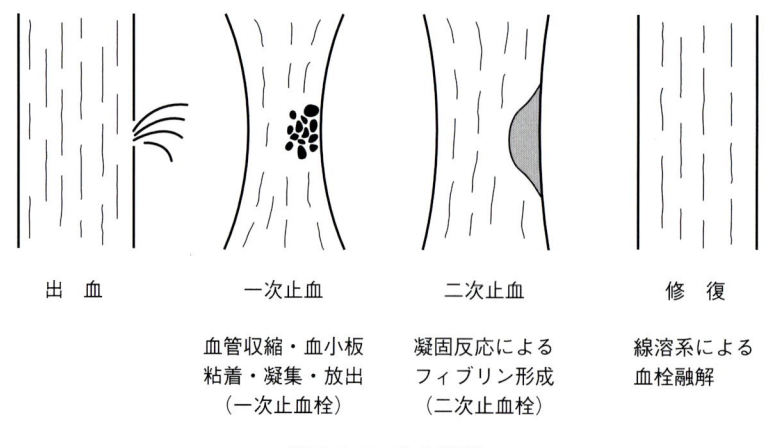

出　血	一次止血	二次止血	修　復
	血管収縮・血小板 粘着・凝集・放出 （一次止血栓）	凝固反応による フィブリン形成 （二次止血栓）	線溶系による 血栓融解

図 2-2-5　止血機構

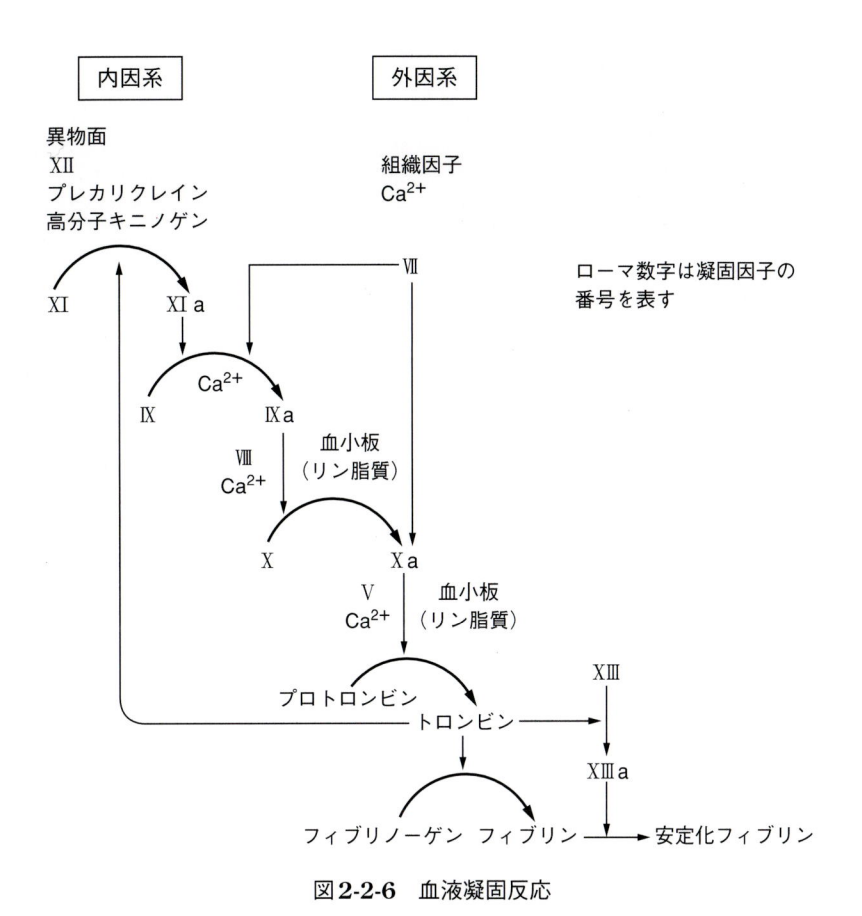

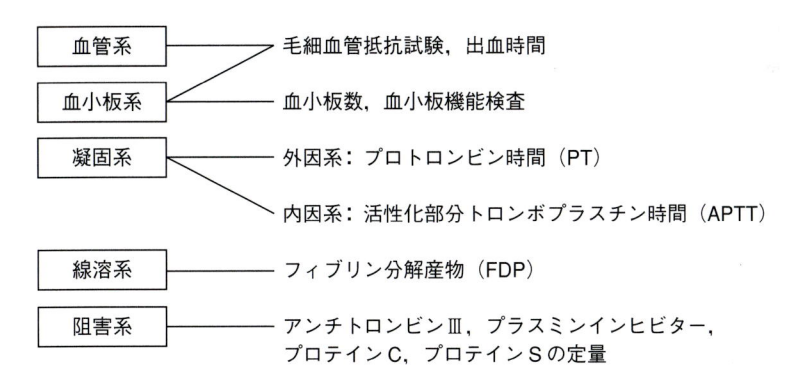

```
   内因系              外因系

異物面              組織因子
XII                 Ca²⁺
プレカリクレイン
高分子キニノゲン
                    VII         ローマ数字は凝固因子の
                                番号を表す
   XI    XIa

        Ca²⁺
    IX      IXa
        VIII    血小板
        Ca²⁺    （リン脂質）

        X       Xa
            V       血小板
            Ca²⁺   （リン脂質）

        プロトロンビン         XIII
                ↓
                トロンビン  →
                                XIIIa
        フィブリノーゲン フィブリン → 安定化フィブリン
```

図 2-2-6　血液凝固反応

- 血管系 ── 毛細血管抵抗試験，出血時間
- 血小板系 ── 血小板数，血小板機能検査
- 凝固系 ── 外因系：プロトロンビン時間（PT）
　　　　 ── 内因系：活性化部分トロンボプラスチン時間（APTT）
- 線溶系 ── フィブリン分解産物（FDP）
- 阻害系 ── アンチトロンビンIII，プラスミンインヒビター，プロテインC，プロテインSの定量

図 2-2-7　出血性素因・血栓症に関するスクリーニング検査

　やがて血管が修復されると血栓は血漿中のプラスミンによって溶かされ，消失する．この現象をフィブリン溶解現象（線維素溶解現象，略して線溶とよぶことが多い）という（線溶系）．
　こうした一連の止血機構のいずれかに異常があると，出血すると血がとまりにくく，かつ大した外傷がなくても簡単に出血する．こうした病態を「出血性素因」，もしくは

表2-2-4 スクリーニング検査による出血性素因の診断

血小板数	出血時間	部分トロンボプラスチン時間	プロトロンビン時間	暫定的診断	一般的原因 遺伝性	一般的原因 後天性
減少	延長	正常	正常	血小板減少症	オールドリッチ症候群	特発性血小板減少性紫斑病, 薬物その他
正常または増加	延長	正常	正常	血小板機能異常	血小板無力症	薬物, 尿毒症, 異常タンパク血症
正常	延長	延長	正常		フォンウィルブランド病	
正常	正常	延長	正常	内因系血液凝固異常	血友病AまたはB	
正常*	正常*	延長	延長	内因・外因両系にわたる共通または複数の因子の異常	V, X, プロトロンビンまたはフィブリノーゲンの欠損, 異常フィブリノーゲン症	肝疾患, ビタミンK欠乏, DIC*
正常	正常	正常	延長	外因系凝固異常	第VII因子欠損	
正常	正常	正常	正常	血管異常	第XIII因子欠損, 遺伝性出血性毛細血管拡張症	アレルギー性紫斑病, 血管性紫斑病など

*DICの場合は, すべて異常値をとる.

「出血傾向」とよぶ. 出血性素因は重篤な場合もあり, 原因を調べ, 対処することが重要である.

一方, 生体内で止血機構の亢進する場合もあり得る. こうなると血管内で血栓ができ, 臓器に障害を与えかねない. これを防ぐためには, 止血機構を抑制するような因子もある. たとえばアンチトロンビンIII, プロテインC, プロテインSなどとよばれる血漿中にある因子は, 凝固反応を阻止するように働き, 過剰な凝固に歯止めをかけている（阻害系）. これらの因子が欠損していると, 深部静脈血栓症などを起こすことがある.

このように, 出血という現象を巡っては, 血管, 血小板, 凝固系, 線溶系, 阻害系などが相互に関係している. これらのバランスが乱れると, 出血傾向を起こしたり, 逆に血栓を起こしたりする. これらの異常の検出には, それぞれの系に対応した検査項目が用意されている（図2-2-7）. 出血傾向は, 表2-2-4に示したように, スクリーニング検査である程度の鑑別を行い, さらに精密検査を行って確定診断を行う.

1. 出血時間　bleeding time

●基礎知識●

皮膚（通常は耳たぶ）に一定の傷をつけて出血させ, 止血するまでの時間を計測する検査で, 毛細血管の機能, 血小板の数および機能を総合的に把握するものである（図2-2-8）.

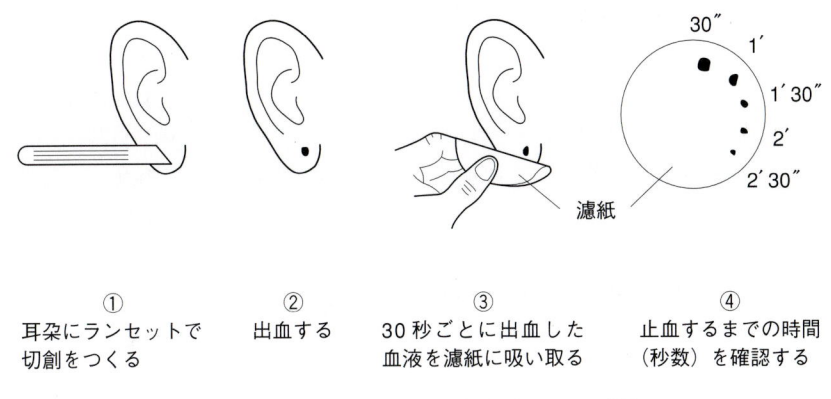

① 耳朶にランセットで切創をつくる
② 出血する
③ 30秒ごとに出血した血液を濾紙に吸い取る
④ 止血するまでの時間（秒数）を確認する

図2-2-8 出血時間の検査法（デューク法）

● 検査の意義 ●
出血傾向のうち，血管もしくは血小板の異常が原因であることを簡単に検出できる．ただし，血小板数が明らかに減少している場合には，あえてこの検査を行う意味はない．

● 基準値 ●
1〜3分（デューク法）

● 検査結果の解釈 ●
出血時間が5分以上の場合を異常と判定する．これには，①毛細血管の異常（アレルギー性紫斑病，遺伝性出血性毛細血管拡張症），②血小板数の減少（特発性血小板減少性紫斑病，再生不良性貧血，白血病，播種性血管内凝固症候群DICなど），③血小板機能の異常（血小板無力症，尿毒症，アスピリンなど薬剤の服用）のいずれかが考えられる．

出血時間が短すぎて問題になることはない．

● 注意事項 ●
出血時間が5分以上の場合は異常と判定し，止血するまで待つ必要はなく，止血操作を行うようにする．

2. 毛細血管抵抗試験

● 基礎知識 ●
血圧計で最高血圧と最低血圧の中間値（血圧の高い人では90mmHgでよい）で5分間加圧する．マンシェットをはずして2分後に前腕肘窩に出現する0.5〜1mm径の明瞭な出血点を数える．この検査は，毛細血管壁の性状，血小板数および機能を反映する．

● 検査の意義 ●
血管壁の異常，あるいは血小板異常が原因で出血傾向が起きていることの診断に役立つ．ただし，明らかに血小板数が減少している場合には，あえてこの検査を行う意味はない．

● 基準値 ●
点状出血は9個以内．

◉検査結果の解釈◉

点状出血が10個以上あるときには毛細血管抵抗が異常であると判定する．これには，①血小板減少（特発性血小板減少性紫斑病，再生不良性貧血，白血病など），②血小板機能の異常（血小板無力症，アスピリンなどの薬物服用），③血管壁の異常（エーラース ダンロス症候群，オスラー病，血管性紫斑病，アレルギー性紫斑病など）のいずれかの原因で起きる．

◉注意事項◉

毛細血管壁の機能をみるもので，太い血管の異常については検出できない．

3. 血小板機能検査

◉基礎知識◉

血小板の機能に異常があると血栓がうまく作られず，出血傾向の原因になる．血小板の機能には，粘着能，凝集能，放出能，血餅収縮などがあり，検査では通常，粘着能と凝集能が調べられる．粘着能は傷ついた血管壁に血小板が貼り付くのに重要で，凝集能は血小板が互いに集まって血栓をつくるのに重要である．

◉検査の意義◉

血小板数が正常なのに出血時間が延長している出血傾向の患者では，血小板機能の障害を検査する．

◉基準値◉

- 血小板粘着能（ガラスビーズ法）　24〜57％
- 血小板凝集能　アデノシン2リン酸（ADP）0.5〜1 μmol/lで一次凝集，2.5〜5 μmol/lで二次凝集が起きる．エピネフリン0.2〜2 μg/mlで一次凝集，二次凝集が起きる．

◉検査結果の解釈◉

血小板機能の低下は，①先天性血小板機能異常症（血小板無力症など），②後天性血小板機能異常症（尿毒症，慢性骨髄性白血病など），③薬剤の服用（アスピリン，インドメタシンなど）でみられる．

◉注意事項◉

血小板機能の検査は，空腹時に検査し，採血後は3時間以内に検査を行うことが大切である．

4. プロトロンビン時間　prothrombin time（PT）

◉基礎知識◉

出血して血液が血管の外に漏れると，組織因子の影響を受けてVII因子が活性化される．さらにカルシウムイオンの存在下でX・V因子が活性化され，プロトロンビン（II因子）がトロンビンとなり，これがフィブリノーゲン（I因子）をフィブリンに変化させる（図2-2-6）．組織因子によってVII因子が活性化される凝固系を外因系といい，X因子の活性からフィブリンができる過程を共通系という．この外因系および共通系の異常を検出するのがプロトロンビン時間の測定であり，出血傾向のある場合にはスクリーニング検査として欠かせないものである．

◉検査の意義◉

VII・X・V因子，プロトロンビン，フィブリノーゲンの異常の有無を検出する．また，ビタミンKが欠乏するとプロトロンビン，VII・IX・X因子が合成できないので，ビタミンK欠乏状態を判定する検査にもなる．

◉基準値◉

10～12秒，70～120％（活性比），0.85～1.2（プロトロンビン比）

◉結果の解釈◉

PTが健康人の対照よりも2秒以上に延長している場合を異常とみなす．PTの延長は，①先天性凝固異常症（VII・X・V因子，プロトロンビン，フィブリノーゲンの欠乏もしくは異常症），②後天性凝固異常症（重症肝障害，ビタミンK欠乏症，播種性血管内凝固症候群），③経口抗凝固薬服用（ワーファリンなど）でみられる．

PTが短縮することは臨床的には意味がない．

◉注意事項◉

PTの検査には，3.13％のクエン酸ナトリウム1容に静脈血9容を正確に混和し，遠心分離して血漿を集めないと正確な結果が得られない．PTの検査結果は施設によって表現が異なるので注意する．

5. 活性化部分トロンボプラスチン時間 activated partial thromboplastin time（APTT）

◉基礎知識◉

血液凝固は外因系のほか，血液が異物と接触することによってXII因子が活性化され，ついでXI・IX・VIII因子が活性化されていく内因系がある（図2-2-6）．最終的には外因系と同じく，X因子，プロトロンビンが活性化され，フィブリノーゲンがフィブリンとなる共通系が活性化されて止血する．

内因系凝固反応に異常があって出血傾向の起きる代表的な疾患が血友病である．血友病AではVIII因子が，血友病BではIX因子の欠乏もしくは活性の低下が原因で出血傾向が生じる．また，ビタミン欠乏状態ではIX因子の産生が障害されるので，ビタミンK欠乏時にもAPTTは延長する．

◉検査の意義◉

APTTは，内因系および共通系の凝固異常を検出する．PTと並び，出血傾向のスクリーニング検査として重要である．

◉基準値◉

30～40秒

◉検査結果の解釈◉

APTTは，健康人対照より10秒以上長い場合を異常とする．APTTの延長は，①先天性凝固異常症（血友病A: VIII因子異常，血友病B: IX因子異常，XII・XI・V・プロトロンビン・フィブリノーゲン異常），②後天性凝固異常症（重症肝障害，播種性血管内凝固症候群，ビタミンK欠乏症），③薬剤投与（ヘパリン，ワーファリン）で認められる．

APTTの短縮はやはり臨床的には意味がない．

◉注意事項◉

3.13％クエン酸1容と血液9容を正確に混和して血漿を分離する．APTTの検査では，

必ず健康人の対照をとっておく．

6. トロンボ試験　thrombo test（TT）

◉基礎知識◉
経口抗凝固薬（ワルファリンなど）の効果をモニターするために開発された検査で，ビタミンK依存性の凝固因子であるプロトロンビン（II）・VII・IX・X因子の活性を総合的に評価するものである．血栓を予防する目的で経口抗凝固薬を服用するときにはトロンボ試験の活性が10〜20%となるように投与量を調整する．

◉検査の意義◉
経口抗凝固薬投与での効果判定になる．

◉基準値◉
70〜130%

◉検査結果の解釈◉
トロンボ試験の活性度が低下するのは，①経口抗凝固薬（ワルファリンなど）の服用，②II・VII・IX・X因子の欠乏症，③ビタミンK欠乏症，④重症肝障害（凝固因子の産生が障害されている）の場合である．

7. ヘパプラスチン試験　hepaplastin test（HPT）

◉基礎知識◉
凝固因子のII・VII・X因子を総体として測定する検査である．

◉検査の意義◉
肝臓で合成される凝固因子量を反映するので，肝機能検査，ビタミンK欠乏症の診断，ビタミンK剤投与の指標として利用される．

◉基準値◉
70〜130%

◉検査結果の解釈◉
ヘパプラスチン試験が低値になるのは，①II・VII・X因子の欠乏症，②経口抗凝固薬（ワルファリンなど）の服用，③ビタミンK欠乏症，④重症肝障害（凝固因子の産生が障害されている）の場合である．

◉注意事項◉
ヘパプラスチン試験は，凝固系の検査というよりも，肝機能異常の判定に用いられる．トロンボ試験と違ってIX因子の影響は受けない．

8. 凝固因子

◉基礎知識◉
出血傾向のある患者で，PTもしくはAPTTに異常のある場合には，凝固因子の異常が考えられる．先天性の凝固異常の代表として血友病があるが，他にも先天的に凝固因子が欠乏して出血傾向を起こすことがある（表2-2-5）．また，後天的にも凝固因子が欠乏して出血傾向を起こすこともある．

表 2-2-5 先天性凝固因子欠乏（欠損）症

凝固因子	疾患名（慣用名）	遺伝形式[1]	推定頻度[2]
I	先天性無フィブリノーゲン血症	常・劣	0.1
II	先天性低プロトロンビン血症	常・劣	0.1
V	先天性第V因子欠乏症（パラ血友病）	常・劣	0.1
VII	先天性第VII因子欠乏症	常・劣	0.1
VIII	先天性第VIII因子欠乏症（血友病A）	伴・劣	40～60
vWF[3]	先天性vWF欠乏症（フォン ウィルブランド病）	常・優（劣）	20～30
IX	先天性第IX因子欠損症（血友病B, PTC[4]欠乏症）	伴・劣	4～6
X	先天性第X因子欠損症（スチュワート-プローワー因子欠乏症）	常・劣	0.1
XI	先天性第XI因子欠損症（PTA[5]欠乏症）	常・劣	1
XII	先天性第XII因子欠乏症（ハーゲマン形質）	常・劣	0.1
XIII	先天性第XIII因子欠乏症（FSP[6]欠乏症）	常・劣	0.1

1) 常: 常染色体性, 伴: 伴性, 劣: 劣性遺伝, 優: 優性遺伝, 2) 100万人あたり, 3) vWF: フォン ウィルブランド因子 von Willebrand factor, 4) 血漿トロンボプラスチン成分, 5) 血漿トロンボプラスチン前駆物質, 6) フィブリン安定化物質

● 検査の意義 ●

凝固異常症の原因を調べるために検査する．それぞれの凝固因子活性の低下と出血症状の重症度はほぼ比例し，1%以下は重症，1～5%は中等症，5～50%は軽症の出血傾向を表す．

● 基準値 ●

各凝固因子活性につき，50～150%．

● 検査結果の解釈 ●

先天的な凝固因子欠乏は，表2-2-5のように，遺伝性疾患としてみられる．後天的に凝固因子活性が低下するのは，①凝固因子の産生障害（肝障害，ビタミンK欠乏，新生児メレナ），②凝固因子の消費亢進〔播種性血管内凝固症候群（DIC）〕，③抗凝固療法（ヘパリン，ワルファリン），④広域抗生物質の長期投与，⑤高度栄養失調，未熟児，新生児，⑥凝固因子に対する阻害因子（インヒビター）の存在，などで起きる．

● 注意事項 ●

外因系凝固因子（**VII**因子）欠乏症ではPTの延長，内因系凝固因子（**VIII・IX・XI・XII**因子）欠乏症ではAPTTの延長，共通系凝固因子（**I・II・V・X**因子）欠乏症ではPTとAPTTの延長がみられる．なお，XIII因子欠乏症ではPT，APTTともに異常はみられない．

9. フィブリノーゲン　fibrinogen

● 基礎知識 ●

フィブリノーゲンは肝臓で合成されるタンパク質で，凝固反応の最終段階でトロンビンの酵素作用を受けてフィブリンとなって一次血栓を強固な二次血栓にして止血に重要な役割を果たす．凝固因子のI因子として扱われる．

また，フィブリノーゲンは生体内で炎症反応が起きたときには急速に反応性に合成されるので，炎症反応の指標にもなる．

◉ 検査の意義 ◉

出血傾向，血栓症のスクリーニング検査となる．また，感染症や悪性腫瘍のモニターにもなる．

◉ 基準値 ◉

170〜410mg/d*l*

◉ 検査結果の解釈 ◉

フィブリノーゲンの高値は，①炎症（急性感染症，悪性腫瘍，心筋梗塞，膠原病，手術後），②血栓症（脳血栓）などでみられる．

フィブリノーゲンが低値になるのは，①先天性（先天性無または低フィブリノーゲン血症），②合成障害（重症肝障害，L-アスパラギナーゼ投与），③消費の亢進（播種性血管内凝固症候群）の場合である．

◉ 注意事項 ◉

フィブリノーゲンは病的状態だけでなく，加齢，運動，妊娠などでも増加するので注意する．

10. フィブリン分解産物　fibrin degradation products（FDP）

◉ 基本事項 ◉

フィブリンが形成されて止血が完了すると，やがて必要のなくなったフィブリンはプラスミンによって溶解される．この現象が線維素溶解，略して線溶である．この際，フィブリンが分解されて生じるものが，フィブリン分解産物（FDP）として検査される．FDPを測定すれば，線溶系の状態が把握できる．

◉ 検査の意義 ◉

血栓形成に伴う線溶系の亢進状態を調べることができる．また，血栓症に対する血栓溶解療法の効果判定にも使われる．

◉ 基準値 ◉

5 μg/m*l* 以下

◉ 検査結果の解釈 ◉

FDPが高値になることは線溶系が亢進していることを意味し，播種性血管内凝固症候群（DIC），血栓症，悪性腫瘍，火傷・手術後，移植拒絶反応，蛇毒中毒などで認められる．

◉ 注意事項 ◉

血清中にリウマチ因子が陽性であると，FDPが偽陽性となることがある．

11. プラスミン-アンチプラスミン複合体　plasmin-antiplasmin complex（PIC）

◉ 基礎知識 ◉

血栓を溶解する線溶系では，血漿中にあるタンパク質のプラスミノーゲンがプラスミンに変換され，血栓を固めているフィブリンを分解する（図2-2-9）．この線溶系が過剰に作動すれば逆に出血傾向を起こすので，それを防ぐためにアンチプラスミン（かつて

```
プラスミノーゲン ──────▶ プラスミン
                              ▲
                              ┆------ α₂プラスミン阻害因子（α₂PI）
                              │
                              ▼
         フィブリン ─────────▶ フィブリン分解産物（FDP）
```

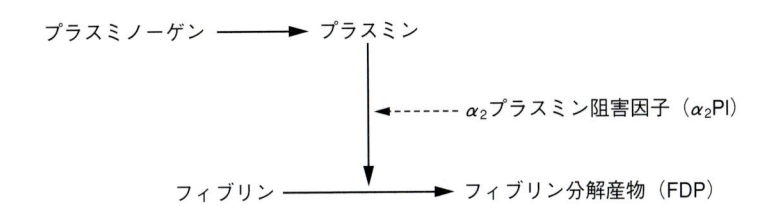

図2-2-9　線溶系

α₂-プラスミンインヒビターとよばれた）が抑制する働きをしている．アンチプラスミンはプラスミンと結合し，複合体（PIC）を形成する．そこで，PICを測定すれば，線溶系の状態を把握できる．

●検査の意義●
出血傾向がある場合，それが線溶系の亢進によるものかどうかを評価できる．

●基準値●
0.8 μg/m*l* 以下

●検査結果の解釈●
PICが高値になるのは，播種性血管内凝固症候群（DIC）などで線溶系が亢進している場合や，ウロキナーゼ，組織プラスミノーゲンアクチベーター（tPA）などで血栓溶解療法を行っているときである．

●注意事項●
DICでは診断が困難なことがあるが，PICの測定が一つの指標になる．

12. アンチトロンビンⅢ　antithrombin Ⅲ（AT Ⅲ）

●基礎知識●
アンチトロンビンⅢは肝臓で合成される凝固阻害物質である．プロトロンビンが活性化されてできたトロンビンや，活性化されたⅨ・Ⅹ凝固因子などを不活性化して凝固反応を抑制する作用がある．アンチトロンビンⅢが先天的に欠損したような場合には，凝固系が亢進し，血栓症を起こす．

●検査の意義●
出血・血栓性疾患の病態を把握するために検査される．

●基準値●
活性値　　　84〜138%
タンパク量　21〜34mg/d*l*

●検査結果の解釈●
アンチトロンビンⅢが低値になるのは，①先天性欠損症のほか，②重症肝障害で合成が低下した場合，③播種性血管内凝固症候群（DIC）で消費が亢進した場合，④ネフローゼ症候群で体外に漏出してしまう場合，などでみられる．

注意事項
経口抗凝固薬やタンパク同化ホルモン薬を使用しているときには高値になる．

13. トロンビン-アンチトロンビンIII複合体　thrombin-antithrombin III complex（TAT）

基礎知識
トロンビンは，凝固反応の最終段階でフィブリノーゲンをフィブリンに変換させて血栓形成に重要な役割を果たす．この作用が過剰になって凝固反応が進みすぎないように，トロンビンはアンチトロンビンIIIと結合して，トロンビン-アンチトロンビン複合体（TAT）を作って不活性化される．

検査の意義
トロンビン-アンチトロンビンIII複合体を定量化することによって，凝固亢進状態，すなわち血栓傾向の診断ができる．

基準値
3.0ng/m*l* 以下

検査結果の解釈
TATの高値は凝固亢進状態を示し，播種性血管内凝固症候群（DIC），血栓症，心筋梗塞，妊娠中毒症などでみられる．

注意事項
採血の際に手間取ると，組織液が混入してトロンビンが活性化され，TATが高く判定されることがある．

D　骨髄検査

骨髄は血球を作る重要な造血臓器である．特に胸骨，肋骨，脊椎骨，腸骨，大腿骨近位部，上腕骨近位部，頭蓋骨などで活発な造血が営まれている．

骨髄検査は，造血に異常のある血液疾患の診断に重要で，貧血，白血病，骨髄異形成症候群，多発性骨髄腫，血小板減少症などでは欠かせない．また，がん細胞の骨髄転移，あるいは悪性リンパ腫細胞の骨髄浸潤などの確認にも，骨髄検査が必要である．さらに，血液疾患における治療効果の判定，悪性腫瘍に対する制がん化学療法の際の骨髄抑制の有無・程度の判定，放射線障害の判定などにも骨髄検査が行われる．

基礎知識
胸骨や腸骨に針を刺し，ディスポ注射器を使って骨髄液を吸引する（図2-2-10）．骨髄液中の有核細胞数と巨核球数をまず数える．ついで塗抹標本をつくり，染色して細胞の分類を行う．また，各細胞の形態学的な観察を行い，異常細胞の有無を調べる．種々の血液疾患では特徴的な所見があり，診断が行われる．場合によっては，細胞表面抗原，染色体，遺伝子検査なども並行して行われる．

検査の意義
血液疾患の診断，経過観察に重要である．がんの骨髄転移やゴーシェ病など先天性脂肪蓄積病の診断にも有用である．抗がん剤や放射線による造血障害の判定にも役立つ．骨髄検査の適応を表2-2-6に示す．

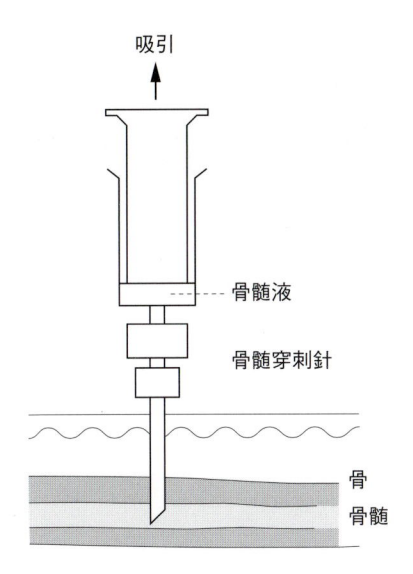

図 2-2-10 骨髄穿刺

表 2-2-6 骨髄検査の適応

1. 白血病	7. 多発性骨髄腫
2. 顆粒球減少症	8. 骨髄線維症
3. 再生不良性貧血	9. 悪性リンパ腫
4. 巨赤芽球性貧血	10. がんの骨髄転移
5. 溶血性貧血	11. がんの化学療法
6. 特発性血小板減少性紫斑病	12. ゴーシェ病

表 2-2-7 骨髄穿刺液中の細胞分類と基準値（参考値）

有核細胞数	$10 \sim 25 \times 10^4/\mu l$				
巨核球数	$50 \sim 150/\mu l$				
細胞分画					
骨髄芽球	1.3%	好酸球	3.8%	前赤芽球	0.2%
前骨髄球	4.4%	好塩基球	0.2%	好塩基性赤芽球	1.8%
骨髄球	7.0%	リンパ球	19.0%	多染性赤芽球	16.6%
後骨髄球	10.0%	単球	3.3%	正染性赤芽球	2.2%
杆状核球	13.6%	形質細胞	1.2%		
分節核球	13.6%	細網細胞	1.8%		

●基準値●

骨髄液の有核細胞数・巨核球数・細胞分画の基準値（参考値）を表2-2-7に示す．

●検査結果の解釈●

①有核細胞数が低下する場合: 再生不良性貧血，骨髄線維症

②有核細胞数が増加する場合: 真性多血症
③赤芽球が増加する場合: 溶血性貧血
④巨赤芽球が出現する場合: 巨赤芽球性貧血
⑤異常細胞が出現する場合: 白血病，骨髄異形成症候群，多発性骨髄腫，がん・悪性リンパ腫細胞の浸潤
⑥骨髄の線維化がみられる場合: 骨髄線維症

●注意事項●

骨髄穿刺による副作用は少ないが，実施後少なくとも30分は安静にして出血や血圧低下などに注意する．

E 染色体検査

人間の細胞の核の中には46本の染色体があり，その上には遺伝情報を担う遺伝子が存在している．染色体の数や構造に異常が先天的もしくは後天的に生じると，遺伝子に変化が起き，それぞれの染色体異常に特有な病態が引き起こされる．

●基礎知識●

骨髄細胞を培養して，細胞の染色体を検査する．健康人では46本の染色体があり，男性では22対の常染色体と，1本のX染色体，そして1本のY染色体がある．女性では22対の常染色体と2本のX染色体がある．

染色体はダウン症候群など先天性疾患や，がんなどの後天性疾患で異常のみられることがある．

●検査の意義●

先天性の染色体異常症，後天的に発病する白血病・骨髄異形成症候群などの診断に有用である．特に慢性骨髄性白血病では，患者の95%以上に9番と22番の染色体が相互転座を起こし〔t (9; 22) と記載する〕，短くなった22番の染色体をフィラデルフィア染色体（Ph染色体）とよび，診断する上できわめて意義が大きい（図2-2-11）．

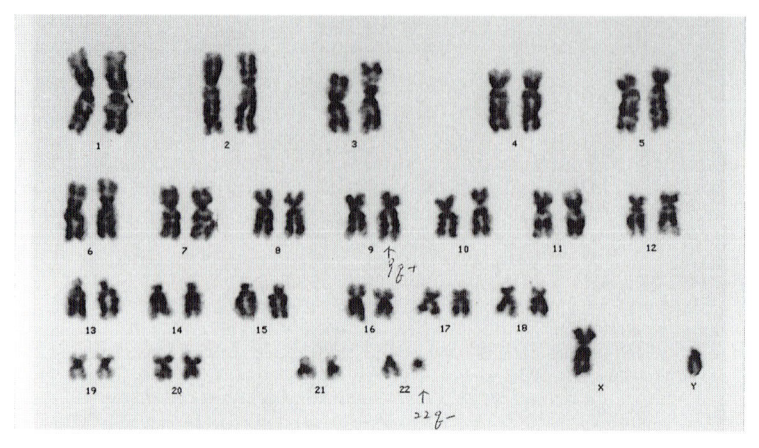

図2-2-11 慢性骨髄性白血病における染色体異常

●基準値●
　男性　46, XY
　女性　46, XX

●検査結果の解釈●

　先天性の染色体異常には，ダウン症候群（47, XYまたはXX, ＋21），ターナー症候群（45, X），クラインフェルター症候群（47, XXY）などがある．

　後天性の染色体異常には，慢性骨髄性白血病〔46, XYまたはXX, t（9;22）〕，急性白血病〔46, XYまたはXX, t（8;21）〕〔46, XYまたはXX, t（15;17）〕などがある．

＜奈良信雄＞

3 生化学検査

　血清もしくは血漿，あるいは尿やその他の体液を検体として，タンパク質や糖，脂質，酵素，電解質，無機質などの成分を生化学的な方法で定量したり定性する検査法である．検体検査の中でも最も項目数は多く，また日常検査の中で実施される頻度は高い．特に代謝性疾患や肝，胆，膵，腎疾患などを診断する上で重要な意味をもっている．

A 血清タンパク検査

　血清中には，アルブミンalbuminと，それ以外のグロブリンglobulinと総称される種々のタンパク質が含まれる．グロブリンのうちの免疫グロブリンは骨髄中の形質細胞など免疫担当細胞によって作られるが，それ以外の血清タンパク質のほとんどは肝臓で合成され，血液中に分泌されてくる．
　血清タンパク質には，およそ100種類以上の成分がある．このうち，アルブミン，免疫グロブリン，リポタンパク，糖タンパク，補体，凝固因子などが主なもので，他に酵素，ホルモンなどの微量物質がある．血清タンパク質は，血漿膠質浸透圧の維持，各種物質の運搬，凝固線溶，防御免疫などさまざまな機能を司っている．

1. 血清総タンパク　total protein（TP）

●基礎知識●
　タンパク質の多くは肝臓で合成される．異化は，消化管，腎臓，呼吸器などの分泌液や排泄液中への漏出，あるいは肝細胞や網内系での摂取と崩壊などによって行われる．血清タンパク濃度は，①素材の供給，②合成，③異化，④排泄などに左右される．

●検査の意義●
　血清タンパク濃度を測定すると，それを合成する肝臓や，排泄する腎臓などの機能，あるいは栄養状態の把握ができる．血清総タンパクが低値になるのはアルブミンの低いことが多く，低栄養，吸収不全，漏出，肝疾患による合成障害などが原因となる．一方，血清総タンパクの高値はグロブリンが増加していることが多く，グロブリンの産生過剰，脱水による血液濃縮などが原因となる．

●基準値●
　6.5〜8.1g/dl

●検査結果の解釈●
　血清総タンパクの低値は，①体外へのタンパクの漏出（火傷，出血，ネフローゼ症候群，タンパク漏失性胃腸症），②栄養不良による供給不足（栄養失調，低タンパク食，

妊娠中毒症), ③肝疾患によるタンパク合成低下 (肝硬変, 肝がん, リン中毒), ④主として先天的な低または無γ-グロブリン血症, などでみられる.
血清総タンパクが高値になるのは, ①血液の濃縮 (脱水, 下痢, 嘔吐), ②γ-グロブリンの単クローン性産生 (多発性骨髄腫, マクログロブリン血症, 良性Mタンパク血症), ③γ-グロブリンの多クローン性産生 (慢性肝炎, 肝硬変, 慢性感染症, 自己免疫疾患) などの場合である.

● 注意事項 ●

新生児, 乳児では血清総タンパクは低く, 13歳前後で成人のレベルになる. また, 高齢者でも低値となる.

2. 血清アルブミン　albumin（Alb）

● 基礎知識 ●

アルブミンは血清総タンパクの約50〜70%を占める. 肝臓で合成され, 血漿浸透圧の維持, ビリルビンや甲状腺ホルモンなど各種物質の運搬などといった機能を果たしている.

● 検査の意義 ●

栄養状態や肝障害の有無, 重症度を知るのに有用である. 低値が問題で, 血清アルブミン値が2.5g/dl以下では浮腫が出現する. 高値で問題になることはほとんどない.

● 基準値 ●

4.1〜5.1g/dl

● 検査結果の解釈 ●

血清アルブミンが低値になるのは, ①摂取不良による供給不足 (低栄養, 低タンパク食, 飢餓, 吸収不良症候群), ②体外への漏出 (ネフローゼ症候群, タンパク漏出性胃腸症), ③代謝亢進によるアルブミンの消費 (クッシング症候群, 甲状腺機能亢進症), ④肝臓での合成低下 (肝硬変) などである.

● 注意事項 ●

血清総タンパクが基準値であっても, アルブミンが低下してグロブリンが増えていることもあり得るので, タンパクの検査では総タンパクとアルブミンを同時に測定することが多い.

浮腫の原因として低アルブミン血症のことがある.

3. 血清タンパク分画

● 基礎知識 ●

血漿または血清を電気泳動すると, 陽極から陰極側に向かって, アルブミン, α_1-グロブリン, α_2-グロブリン, β-グロブリン, γ-グロブリンの5分画にわかれる.

● 検査の意義 ●

タンパク異常をきたす疾患の鑑別に有用である. ことにグロブリン分画が鋭くとがってピーク状になるものはMタンパク血症とよばれ, 多発性骨髄腫やマクログロブリン血症を発見する糸口になる.

● 基準値，検査結果の解釈 ●　表 2-3-1

表 2-3-1　血清タンパク分画の基準値と異常値をとる疾患

タンパク分画	基準値(%)	上昇する疾患	低下する疾患
アルブミン	55.5～71.3	脱水症	肝硬変，ネフローゼ症候群，栄養不良，腹水，胸水
α_1-グロブリン	2.4～4.6	急性・慢性炎症	α_1-アンチトリプシン欠損症，肝障害
α_2-グロブリン	6.5～11.9	ネフローゼ症候群，膠原病，急性・慢性炎症，悪性腫瘍	肝障害，溶血性貧血
β-グロブリン	7.5～12.7	β-リポタンパク血症，多発性骨髄腫	肝硬変，栄養不良，吸収不良症候群，無トランスフェリン血症
γ-グロブリン	7.4～20.2	慢性肝炎，肝硬変，膠原病，慢性炎症，多発性骨髄腫，悪性リンパ腫	低・無グロブリン血症

● 注意事項 ●

かつてはアルブミン/グロブリン比（A/G 比：基準値 1.2～2.0）がよく使われたが，施設間でかなり幅が大きく，現在ではタンパク分画による検査の方が有用である．

4. 血清膠質反応

（チモール混濁試験 thymol turbidity test: TTT
硫酸亜鉛混濁試験 zinc sulfate turbidity test: ZTT）

● 基礎知識 ●

血清に試薬を加えてできる混濁度を判定する検査で，γ-グロブリンの増減を反映する．TTT は特に IgM と，ZTT は IgG と相関する．

● 検査の意義 ●

高 γ-グロブリン血症の存在を知ることができるが，現在では血清タンパク分画を直接に測定できるので，臨床検査としての意義は薄れている．ただし，特に A 型肝炎の初期では TTT の上昇が診断の役に立つ．

● 基準値 ●

TTT　0～5 単位，ZTT　4～12 単位

● 検査結果の解釈 ●

膠質反応が高値になるのは，①肝疾患（慢性肝炎，肝硬変，脂肪肝），②高 γ-グロブリン血症（多発性骨髄腫，良性 M タンパク症），③その他（慢性感染症，膠原病，悪性腫瘍），高脂血症（TTT が高値）である．

● 注意事項 ●

血清膠質反応は肝機能検査と考えられやすいが，肝疾患以外の高グロブリン血症でも高くなるので注意する．

B 血清脂質検査

血液中にある主な脂質は，トリグリセリド triglyceride（TG），コレステロール cholesterol（Chol），リン脂質 phospholipid（PL），遊離脂肪酸 free fatty acid（FFA）である．脂肪組織中の中性脂肪（大部分がトリグリセリド）は主要なエネルギー源となる．コレステロールは胆汁酸やステロイドホルモンの原料になるほか，リン脂質とともに細胞膜の成分になるなど，体内で重要な役割を果たしている．

脂質は水に溶けないので，血液中ではタンパク質（アポリポタンパク apolipoprotein）と結合してリポタンパクとなって循環する．遊離脂肪酸はアルブミンと結合して移動する．これらの脂質は，血清の0.5〜1.0％程度を占めている．

血清脂質の濃度は，栄養状態に依存するが，糖尿病，甲状腺疾患，肝・胆道系疾患，腎不全などといった疾患や，経口避妊薬・降圧剤の服用，飲酒などによっても二次的に変化する．また，アポリポタンパクや脂質代謝に関係する諸因子の異常によって生じる一次的な異常がある．

1. 総コレステロール　total cholesterol（T-Chol）

●基礎知識●

食物から摂取されたコレステロールはカイロミクロンとして運ばれ，中間体を作る．肝臓で合成されたコレステロールは，超低比重リポタンパク very low-density lipoprotein（VLDL）として血中に運び出され，代謝を受けて中間比重リポタンパク intermediate-density lipoprotein（IDL）となり，細胞膜にあるLDLレセプターを介して細胞内に取り込まれる．

●検査の意義●

高コレステロール血症は動脈硬化症のリスクファクターであり，血清総コレステロール値の測定は成人病検診に欠かせない．そのほか，肝・胆道系疾患，あるいは内分泌疾患の検査にも重要である．

●基準値●

130〜240 mg/dl

●検査結果の解釈●

血清総コレステロールが低値になるのは，①原発性の場合（αリポタンパク欠損症，無βリポタンパク血症），②続発性の場合（肝硬変，甲状腺機能亢進症，栄養障害）がある．

血清総コレステロールが高値になるのは，①原発性の場合（家族性高コレステロール血症，複合型高コレステロール血症，特発性高コレステロール血症），②続発性の場合（甲状腺機能低下症，ネフローゼ症候群，クッシング症候群，糖尿病，閉塞性黄疸，脂肪肝，エストロゲン服用，副腎皮質ステロイド剤服用）がある．

●注意事項●

血清総コレステロールは，甲状腺疾患などの内分泌疾患でも異常になるので，血清総コレステロール値が異常な場合，内分泌疾患の可能性を否定しなければならない．

2. トリグリセリド triglyceride（TG）

● 基礎知識 ●

トリグリセリドはグリセリンに3分子の脂肪酸がエステル結合したもので，中性脂肪のほぼ90%を占める．このため，中性脂肪の同意語として使われることも多い．全身の脂肪組織の主成分で，生体のエネルギー貯蔵を司る．血中トリグリセリドには，食事に由来するカイロミクロンに含まれるものと，体内で合成されてVLDLに組み込まれて運搬されるものとがある．

● 検査の意義 ●

糖尿病，肥満症，虚血性心疾患などの病態で測定意義がある．

● 基準値 ●

55〜150 mg/dl

● 検査結果の解釈 ●

血清トリグリセリドが低値になるのは，①原発性の場合（無β-リポタンパク血症），②続発性の場合（甲状腺機能亢進症，副腎不全，肝硬変，栄養障害）がある．

血清トリグリセリドが高値になるのは，①原発性の場合（家族性高リポタンパク血症），②続発性の場合（高脂肪食，高カロリー食，高炭水化物食，多飲，糖尿病，肥満症，甲状腺機能低下症，クッシング症候群，閉塞性黄疸，急性膵炎，慢性膵炎，ネフローゼ症候群，腎不全）がある．

● 注意事項 ●

血清トリグリセリド値は食事の影響を受けやすく，食後12時間以上あけて早朝空腹時に検査する．

3. リポタンパク分画 lipoprotein（LP）

● 基礎知識 ●

リポタンパクは脂質とアポリポタンパクとの複合体で，構成される成分の内容によって比重に差がでる．そこで，超遠心法で分離すると，カイロミクロン，VLDL（超低比重リポタンパク），LDL（低比重リポタンパク），HDL（高比重リポタンパク）に分けられる．また，電気泳動法では，preβ，β，αリポタンパクに分けられ，それぞれVLDL，LDL，HDLに相当する．

● 検査の意義 ●

脂質代謝異常の病態の解析に有用である．

● 基準値 ●

電気泳動法：カイロミクロン 0.0〜2.2%，αリポタンパク 20.0〜50.0%，preβリポタンパク 8.5〜19.9%，βリポタンパク 37.1〜54.7%

● 検査結果の解釈 ●

原発性高脂血症は，血清リポタンパクの電気泳動法によってⅠ〜Ⅴ型の病型に分類できる（表2-3-2）．

● 注意事項 ●

カイロミクロンやVLDLは特に食事の影響を受けやすく，早朝空腹時に検査する．また，採血後は速やかに検査する．

表2-3-2　原発性高脂血症の病型分類

病型	血中に増加している リポタンパク	総コレス テロール	トリグリ セリド	疾患
I	カイロミクロン	↑	↑↑↑	LPL欠損症，アポCII欠損症，その他未分類のもの
IIa	LDL	↑	→	家族性高コレステロール血症
IIb	LDL + VLDL	↑	↑	家族性多種リポタンパク型高脂血症，多因子性高コレステロール血症，未分類のもの
III	β-(migrating) VLDL	↑	↑	家族性III高脂血症
IV	VLDL	→〜↑	↑	原発性高トリグリセリド血症，家族性多種リポタンパク型高脂血症
V	カイロミクロン + VLDL	↑↑	↑↑↑	原発性高トリグリセリド血症，未分類のもの

4. アポリポタンパク　apolipoprotein

● 基礎知識 ●

アポリポタンパクは血清リポタンパクの構成成分で，リポタンパク構造の安定化，リポタンパク代謝に関連する酵素の活性化，リポタンパクレセプターの認識タンパクとなる，などの作用をもつ．現在10数種類が知られているが，臨床検査としては，AI，AII，B，CII，CIII，Eの6種類が測定される．

● 検査の意義 ●

高脂血症の診断，鑑別診断，経過観察の指標などに用いられる．

● 基準値 ●

AI　　95 〜 180　mg/dl
AII　　20 〜 40　mg/dl
B　　45 〜 125　mg/dl
CII　　1.1 〜 5.0　mg/dl
CIII　　4.0 〜 14.0　mg/dl
E　　2.2 〜 6.4　mg/dl

● 検査結果の解釈 ●

高脂血症の病型によってアポリポタンパクが変動する（表2-3-3）．

● 注意事項 ●

トリグリセリドやカイロミクロンが高値のときには乳び血清となり，測定法によっては正確な値がでにくいことがある．

5. HDL-コレステロール　high density lipoprotein cholesterol（HDL-C）

● 基礎知識 ●

HDL（高比重リポタンパク）は，タンパク質50%，脂質50%から構成される．HDL

表2-3-3 高脂血症におけるアポリポタンパクの変動

	増　加	減　少
I型	CII, CIII, E	AI, AII, B
IIa型	B, (E)	
IIb型	B, CIII, E	
III型	B, CII, CIII, E	(B)
IV型	B, CII, CIII, E	(AI)
V型	B, CII, CIII, E	(AI)

には末梢から肝へコレステロールを輸送して異化させる作用があり，細胞内に蓄積したコレステロールを除去し，細胞内へのLDLの取り込みを抑制する．このため動脈硬化を予防する効果があり，HDLに結合しているコレステロール（HDL-コレステロール）を"善玉コレステロール"ということがある．

● 検査の意義 ●

動脈硬化性疾患の発症予知の指針になる．

● 基準値 ●

男性　37～57 mg/dl
女性　36～70 mg/dl

● 検査結果の解釈 ●

HDL-コレステロールが低値になるのは，①原発性の場合（αリポタンパク欠損症，魚眼病，アポA-1欠損症，LCAT欠損症），②続発性の場合（高リポタンパク血症，虚血性心疾患，脳梗塞，腎不全，肝硬変，糖尿病，肥満症，喫煙，アンドロゲン剤服用）がある．

HDL-コレステロールが高値になるのは，①原発性の場合（家族性HDL-コレステロール血症，コレステロールエステル転送タンパク（CETP）欠損症），②続発性の場合（閉塞性肺疾患，原発性胆汁性肝硬変，アルコール摂取，エストロゲン剤服用，運動）がある．

● 注意事項 ●

HDL-コレステロールは高値の方が動脈硬化になりやすいとされるが，100mg/dlを超えるようなときには，やはり注意が必要である．

6. LDL-コレステロール　low density lipoprotein cholesterol（LDL-C）

● 基礎知識 ●

LDLが高値のときには酸化LDLも多く，動脈硬化を促進する．このため，動脈硬化予防の見地から，LDLに結合しているコレステロール（LDL-コレステロール）を"悪玉コレステロール"とよぶことがある．LDL-コレステロールは直接に測定するか，あるいは簡便法として次のFriedewaldの計算式で求める．

LDL-コレステロール
　　　＝総コレステロール－HDL-コレステロール－トリグリセリド÷5

◉ 検査の意義 ◉

動脈硬化症の予後を推測する上で重要である．

◉ 基準値 ◉

55〜130 mg/dl

◉ 検査結果の解釈 ◉

LDL‐コレステロールが低値になるのは，①原発性の場合（無βリポタンパク血症，低βリポタンパク血症），②続発性の場合（甲状腺機能亢進症，肝硬変）がある．

LDL‐コレステロールが高値になるのは，①原発性の場合（高リポタンパク血症 IIa・IIb 型），②続発性の場合（甲状腺機能低下症）がある．

◉ 注意事項 ◉

Friedewald の計算式は，トリグリセリドが異常に高値の場合には適用できない．

C 糖質検査

体内の細胞は，血液によって運ばれるブドウ糖 glucose を主要なエネルギー源として利用して，活動している．一方，肝臓や筋肉ではブドウ糖をグリコーゲン glycogen にかえて貯蔵しておき，エネルギーが必要な場合に利用する．

ブドウ糖の血中濃度を血糖という．血糖は，食べ物の消化管での吸収，肝臓での糖新生とグリコーゲンの合成・分解，末梢組織での消費，腎臓からの排泄などの影響を受ける．これらの調節には，主として内分泌系と自律神経系が関与している．インスリンと副交感神経は血糖値を下げるように作用し，逆にグルカゴン，アドレナリン，甲状腺ホルモン，成長ホルモン，副腎皮質ホルモン，交感神経は血糖値を上げるように働く．生命の維持には高血糖よりも血糖値が下がりすぎることのほうが危険である．このため，血糖値を上げるために幾重にも安全策がとられているといえる．

1. 血糖　blood glucose

◉ 基礎知識 ◉

血糖の検査は，糖代謝異常症あるいは関連疾患の診断，鑑別診断，経過観察などに応用される．代表的な疾患は糖尿病で，血中あるいは尿中のグルコースを中心に検査する．高脂血症などの代謝疾患や，肝疾患，膵疾患，腎疾患などでも血糖検査は重要である．

◉ 検査の意義 ◉

血糖の調節機構に障害のある疾患で高血糖または低血糖になる．それらの疾患の診断に血糖検査が重要である．

◉ 基準値 ◉

空腹時　60〜110 mg/dl

◉ 検査結果の解釈 ◉

血糖の低値は，①膵疾患（インスリノーマ），②内分泌異常症（下垂体機能不全，副腎機能低下症，甲状腺機能低下症），③肝疾患（劇症肝炎，肝硬変，肝がん），④その他（絶食，激しい運動，胃切除後，インスリン・経口糖尿病薬使用中）などでみられる．

血糖の高値は，①糖尿病，②膵疾患（急性膵炎，慢性膵炎，膵がん，ヘモクロマトー

表2-3-4 糖尿病の診断基準

A	①～③のいずれかに該当する場合には「糖尿病型」と判定する． ① 随時血糖値200mg/d*l* 以上が確認された場合 ② 早朝空腹時血糖値126mg/d*l* 以上が確認された場合 ③ 75g経口ブドウ糖負荷試験で2時間値200mg/d*l* 以上が確認された場合
B	別の日に検査して，上記①～③のいずれかで「糖尿病型」と確認されれば糖尿病と診断する（1回目と2回目は別の方法であることが望ましい）．
C	「糖尿病型」の場合，血糖検査を繰り返さなくても，以下の場合には糖尿病と診断できる． ● 口渇，多飲，多尿，体重減少など糖尿病の特徴的な症状がある． ● HbA1cが6.5％以上． ● 過去に高血糖を示した資料がある． ● 糖尿病性網膜症がある．

注: 糖尿病の判定が困難な場合には，時期をおいて再検査する．また，分類や合併症などについても把握し，スクリーニングには血糖値のみならず，家族歴や肥満の有無についての情報を参考にする．

シス），③内分泌異常症（末端肥大症，クッシング症候群，褐色細胞腫，甲状腺機能亢進症，グルカゴノーマ），④肝疾患（肝硬変，慢性肝炎，脂肪肝），⑤その他（肥満，妊娠，低栄養，高脂血症，脳血管障害，感染症，胃切除後，副腎皮質ステロイド剤服用）などで認められる．このうち，糖尿病が最も重要であり，糖尿病は表2-3-4に示す基準に則って診断される．

● 注意事項 ●

血糖値は，食事，年齢，性別，運動，ストレスなど種々の因子の影響を受けやすい．

2. 糖化ヘモグロビン glycohemoglobin（ヘモグロビンA1c hemoglobin A1cHbA1c），フルクトサミン fructosamine，糖化アルブミン glycated albumin

● 基礎知識 ●

血液中のタンパク質はブドウ糖とシッフ結合をした後ゆっくりと共有結合をし，糖化タンパク glycated proteinとなる．

このうち糖化ヘモグロビン（HbA1c）はヘモグロビンAに糖が結合したものである．ヘモグロビンの平均寿命が120日なので，糖化ヘモグロビンは過去1～2カ月の平均血糖値を反映する．

フルクトサミンは血漿タンパク質とブドウ糖が非酵素的に結合してできる還元性をもつ糖化タンパク（ケトアミン）の総称で，糖化アルブミンはアルブミンとブドウ糖が結合してできる糖化タンパクである．糖化されるタンパク質の半減期は14～28日なので，この2者は過去1～2週間の平均血糖値を反映する．

● 検査の意義 ●

糖化タンパク質の産生はブドウ糖濃度が高いほど大きい．そこで，糖化タンパク質を測定すれば糖尿病患者でのコントロールの指標になる．

●基準値●
  ヘモグロビン A_{1C}　4.3～5.8%
  フルクトサミン　　205～285 μmol/l
  グルコアルブミン　12～16%

●検査結果の解釈●
糖化タンパクが高値である場合には，糖尿病のコントロール不良であることを表している．
ヘモグロビン A_{1C} が低値になるのは，溶血性貧血（赤血球寿命の短縮による），もしくは異常ヘモグロビン血症であることを示す．

●注意事項●
糖尿病の診断，経過観察にはヘモグロビン A_{1C} が最もよく使われているが，測定法，測定機器によってかなり基準値が異なるので，各施設での基準値を参照することが大切である．

3. 1,5アンヒドログルシトール　1,5-anhydroglucitol（1,5AG）

●基礎知識●
1,5AG はブドウ糖と似た構造をもつ物質で，体内では合成されず，もっぱら食べ物から摂取される．血清中の 1,5AG は腎臓の糸球体で濾過されたのち尿細管で再吸収されるが，この再吸収はブドウ糖と競合する．そこで，糖尿病で糖の排泄が多いと尿細管での再吸収が妨げられ，尿中への 1,5AG 排泄量が増加し，血中濃度が低下することになる．

●検査の意義●
血清中の 1,5AG 濃度は過去 1 週間の糖尿状態を反映する．

●基準値●
14 μg/ml 以上

●検査結果の解釈●
血清中の 1,5AG 濃度の低値は，糖尿病のコントロール不良，腎性糖尿，慢性腎不全，長期間の中心静脈栄養，飢餓，妊娠などの可能性を表している．

●注意事項●
血糖の変動が激しい症例では，ヘモグロビン A_{1C} やフルクトサミンよりも 1,5AG 濃度の方が参考になる．

4. インスリン　insulin, Cペプチド　C-peptide

●基礎知識●
膵臓ランゲルハンス島にある B 細胞でプレプロインスリン preproinsulin が合成され，リボソームで一部が切断されてプロインスリン proinsulin となる．これがゴルジ装置から分泌顆粒に移行する過程でインスリンと C ペプチドに分解される．血糖などの刺激を受けてインスリンが分泌されるときには同時に等モルの C ペプチドも血中に分泌される．
インスリンは，肝臓でのブドウ糖の取り込みを増加させ，さらに肝臓からのブドウ糖

放出を抑制して，血糖値を低下させる．このほか，グリコーゲン蓄積，脂肪蓄積，蛋白合成などの作用も示す．インスリンが血糖降下作用をもつのに対して，Cペプチドには生理活性がない．

● 検査の意義 ●

インスリンの分泌能，作用の異常を調べるのに有用である．

● 基準値 ●

インスリン　　空腹時　　　5 〜 15 μU/ml
Cペプチド　　空腹時　　　1.0 〜 3.5 ng/ml

● 検査結果の解釈 ●

インスリン，Cペプチドが低値になるのは，糖尿病，膵がん，膵炎，副腎不全，下垂体機能不全などの病態である．

インスリン，Cペプチドが高値を示すのは，肥満，インスリノーマ，末端肥大症，クッシング症候群，甲状腺機能亢進症などの場合である．

● 注意事項 ●

インスリン治療を受けて抗インスリン抗体ができている患者では，インスリンが異常値をとるので，Cペプチドを測る．

D 肝・胆道系検査

肝臓は生体の中で最も大きな臓器で，物質代謝の中心的な役割を演じている．すなわち，糖，タンパク質，脂質，ビタミン，無機質などの物質代謝，胆汁酸の合成，ビリルビン代謝，アルコールや薬剤などの解毒，血液の貯留などといった多くの機能を司っている（図2-3-1）．また，胆道系は，胆汁を排泄する役目を担っている．

肝臓はウイルス，アルコール，薬剤などによって細胞が傷害されたり，腫瘍が原発性に発生したり，他の臓器のがんが転移してきたりする．胆道系では，炎症，胆石あるいは腫瘍によって胆汁排泄機構に支障が生じる．こうした種々の病変によって起こる肝・胆道系の機能異常を適宜把握できる検査項目が用意されている（表2-3-5）．これらの検査を組み合わせて，肝・胆道系疾患の有無と重症度の診断，原因の究明，予後の判定，治療方針の決定，経過観察などを行うことができる．

なお，肝臓は一次的に傷害されるばかりでなく，腎疾患や心疾患，膠原病などが原因となって二次的に肝臓に傷害のでるケースが少なくない．また，他の疾患の治療に用いた薬物が肝臓に影響を及ぼすこともある．そこで，肝・胆道系検査は，肝臓や胆道系の疾患ばかりでなく，全身性疾患の検査としても重要である．

1. アスパラギン酸アミノトランスフェラーゼ　asparate aminotransferase: AST（慣用: glutamic-oxaloacetic transaminase: GOT），アラニンアミノトランスフェラーゼ　alanine aminotransferase: ALT（慣用: glutamic-pyruvic transaminase: GPT）

● 基礎知識 ●

AST（施設によってはGOTという）は，タンパク質の代謝に関係する酵素で，アスパラギン酸，2-オキソグルタル酸とグルタミン酸，オキサロ酢酸の間でアミノ基が転

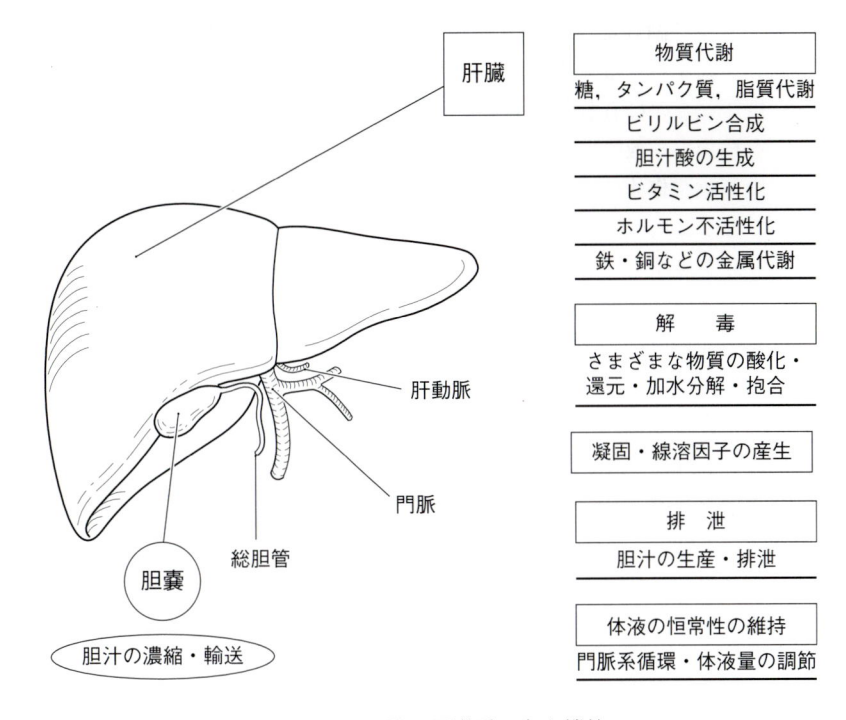

図2-3-1 肝臓と胆道系の主な機能

表2-3-5 肝・胆道系の病態と各種検査との関係

病態	検査項目
肝細胞の傷害	逸脱酵素（AST，ALT，LDHなど）
胆汁排泄障害	ビリルビン，胆管酵素（ALP，γ-GTP，LAP）
タンパク合成能低下	アルブミン，ChE，プロトロンビン時間
糖代謝異常	血糖，GTT
脂質代謝異常	コレステロール
解毒機能の障害	アンモニア
排泄機能の障害	ICG，BSP
線維化	III型プロコラーゲンペプチド，IV型コラーゲン，MAO
間葉系の反応	血清タンパク分画，血清膠質反応（TTT，ZTT）
肝炎ウイルス	HAV，HBV，HCV
腫瘍マーカー	AFP，PIVKA-II
形態変化	エコー，CT，MRI，肝シンチ，血管造影，腹腔鏡，肝生検

移するのを触媒する作用がある．心臓，肝臓，脳，骨格筋，腎臓などに含まれている．
　ALT（施設によってはGPTという）はアラニン，2-オキソグルタル酸とグルタミン酸，ピルビン酸の間でのアミノ基の転移を触媒する酵素で，肝臓，腎臓などに存在する．ただしASTよりも少なく，最も多い肝臓でもASTの1/3ほどしかない．
　ASTもALTも細胞内に存在し，感染症，腫瘍，組織破壊などによって細胞が壊れる

と血中に漏れだしてくる．そこで，ASTやALTを測定すれば細胞が傷害されていることを推定できる．こういった酵素を一般に「逸脱酵素」とよび，細胞傷害の有無と重症度を知るのに有意義である．

● 検査の意義 ●

肝細胞傷害を診断するのに有用である．心疾患や筋肉疾患の場合でもASTは高値になるが，同時にALTを測定すれば，肝疾患と鑑別することが可能である．

● 基準値 ●

AST　13～35 U/*l*
ALT　8～48 U/*l*

● 検査結果の解釈 ●

ASTもしくはALTが高値になるのは，①肝疾患（急性肝炎，慢性肝炎，脂肪肝，肝硬変，肝がんなど），②心筋梗塞，③筋肉疾患，④溶血性貧血などの病態である．肝疾患ではAST，ALTがともに高くなるが，心筋梗塞，筋疾患や溶血性貧血ではASTが主として高値になるので鑑別できる．また肝疾患の中でも，疾患の種類によってASTとALTは特徴的なパターンをとるので，鑑別がある程度は行える（表2-3-6）．

● 注意事項 ●

採血した後，検体を乱暴に扱ったり，長時間にわたって放置したりすると，採血管の中で溶血してしまい，赤血球中のASTが流出して高値になることがあるので注意する．ALTには変化がほとんどないが，この際にはカリウムやLDHも高値になることがある．

2. 乳酸脱水素酵素　lactate dehydrogenase（LDH）

● 基礎知識 ●

LDHは，解糖系の最終段階においてピルビン酸と乳酸との変換を触媒する酵素で，生体内でエネルギーを産生する際に重要な役割を果たしている．ほとんどの組織に広く分布し，ことに心臓，肝臓，腎臓，骨格筋，血球に多く含まれる．このため，これらの

表2-3-6　ASTとALTに異常をきたす疾患の鑑別

疾患	AST		ALT	備考
肝疾患				
急性肝炎	↑↑↑	<	↑↑↑	ごく初期にはAST＞ALT
慢性肝炎	↑～↑↑	<	↑～↑↑	急性増悪期にはAST＞ALT
肝硬変	↑～↑↑	>	↑～↑↑	
肝癌	↑～↑↑	>	↑～↑↑	
脂肪肝	↑～↑↑	<	↑～↑↑	
アルコール性肝障害	↑～↑↑↑	>	↑～↑↑	
心疾患				
心筋梗塞	↑～↑↑	>	→～↑	クレアチンキナーゼ（CK）↑↑
筋疾患				
多発性筋炎	↑～↑↑	>	→	CK ↑↑
溶血性貧血	↑～↑↑	>	→	LDH ↑↑

臓器が傷害されると血中にLDHが流れ込んで高値となるので，逸脱酵素として検査に応用される．

●検査の意義●

肝炎，心筋梗塞，がん，肺梗塞など，組織傷害を起こす疾患の診断，重症度の判定に有用である．

●基準値●

109〜210 U/l

●検査結果の解釈●

LDHの低値は，遺伝性の酵素異常の場合にみられるが，まれである．

LDHが高値をとる場合，①肝疾患（急性肝炎，慢性肝炎，肝がん，胆管細胞がん），②心疾患（心筋梗塞，うっ血性心不全），③悪性腫瘍，④筋疾患（多発性筋炎，筋ジストロフィー），⑤血液疾患（白血病，悪性貧血，溶血性貧血），⑥その他（肺梗塞，脳血管障害，妊娠）などを考える．

なお，LDHには酵素としての性格は同じであるが，アミノ酸の組成が異なっている5種類の構造があり，アイソザイムとよばれる．LDH 1〜5まであり，心筋梗塞や溶血性貧血ではLDH 1, 2が，多発性筋炎や白血病，がんではLDH 2, 3が，肝炎ではLDH 4, 5型が増えるので，鑑別する上で役立つ．

●注意事項●

LDHも採血時や採血後に血液検体が溶血すると赤血球中のLDHが流出して高値になるので注意する．

3. ビリルビン　bilirubin（Bil）

●基礎知識●

血中ビリルビンは，老朽化した赤血球が脾臓などで崩壊するときに遊離してくるヘモグロビンに由来するのが大部分である（図2-3-2）．

赤血球から遊離したヘモグロビンは化学的な変化を受けて，まず間接（遊離）ビリルビンになる．これは水に溶けにくいもので，アルブミンと結合した形で肝臓に運ばれ，肝細胞の中でグルクロン酸抱合を受けて水溶性の直接（抱合）ビリルビンに変化する．さらに直接ビリルビンは胆汁酸，レシチンなどと結合して胆汁を形成し，肝臓から胆管，胆嚢を経て十二指腸に排出される．そして，腸管内で腸内細菌の作用を受けてウロビリノーゲンとなり，最終的に大便中に排泄される．ただし，ウロビリノーゲンの一部は腸管から再吸収されて血中に戻り，再び肝臓で利用される（腸肝循環）か，腎臓から尿中に排泄される．

こうしたビリルビンが作られて排泄されるまでの過程のいずれかに異常があると血中ビリルビンが高値となり，いわゆる黄疸をきたすことになる．

●検査の意義●

黄疸の診断，ならびに鑑別診断に有用である．通常は総ビリルビンと直接ビリルビンを測定し，間接ビリルビンはその差から求める．

●基準値●

総ビリルビン　0.3〜1.2mg/dl

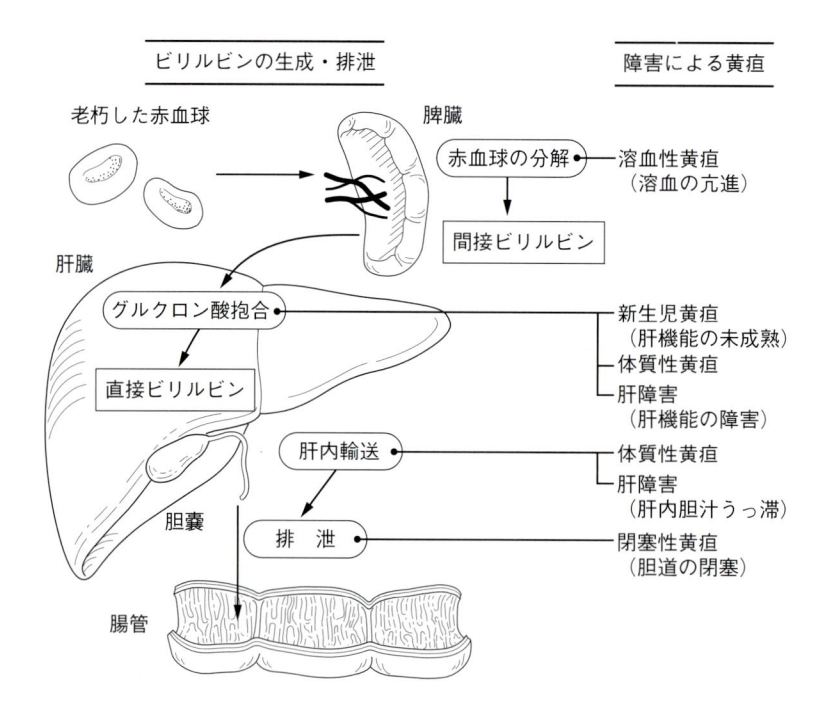

図2-3-2 ビリルビンの生成・排泄過程と，黄疸の発現機構

　　　直接ビリルビン　0.0〜0.2 mg/d*l*

●検査結果の解釈●

　ビリルビンの低値は臨床的には問題がない．

　ビリルビンが高値になるのは，①肝・胆道疾患（主として直接ビリルビンが高値になる），②溶血性貧血（主として間接ビリルビンが高値になる），③体質性黄疸（間接と直接ビリルビンのいずれもあり得る）の場合があり，図2-3-3のような病態を考える．

●注意事項●

　ビリルビンは光に対して不安定なので，採血後は検体を光に曝さないようにして早く分析する．

4．アルカリホスファターゼ　alkaline phosphatase（ALP）

●基礎知識●

　有機リン酸エステルを加水分解する酵素で，骨，肝臓，腎臓，腸管，乳腺，胎盤などに分布する．小児では高値となる．

●検査の意義●

　ALPは胆汁を介して肝臓から排出されるので，胆汁の流出障害を検出するのに有意義である．同じ意義をγ-GT，LAPももつので，これらを「胆管酵素」とか「閉塞性酵素」と総称する．ALPは骨や胎盤にも多く分布するので，骨の新生状態や胎盤機能を評価するのにも役立つ．

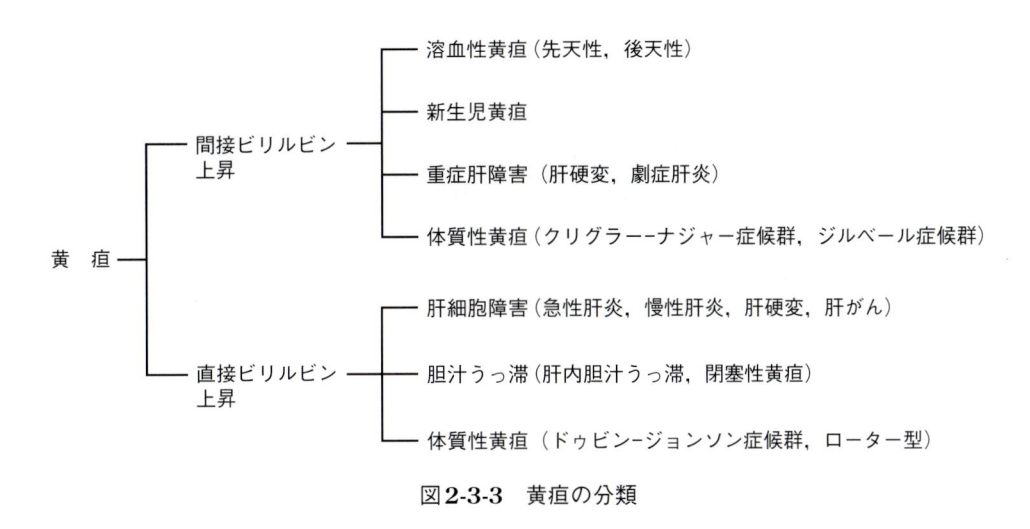

```
                    ┌── 溶血性黄疸（先天性，後天性）
                    │
          ┌ 間接ビリルビン ─── 新生児黄疸
          │  上昇     │
          │         ├── 重症肝障害（肝硬変，劇症肝炎）
          │         │
          │         └── 体質性黄疸（クリグラー-ナジャー症候群，ジルベール症候群）
 黄 疸 ──┤
          │         ┌── 肝細胞障害（急性肝炎，慢性肝炎，肝硬変，肝がん）
          │         │
          └ 直接ビリルビン ── 胆汁うっ滞（肝内胆汁うっ滞，閉塞性黄疸）
             上昇     │
                    └── 体質性黄疸（ドゥビン-ジョンソン症候群，ローター型）
```

図2-3-3　黄疸の分類

● 基準値 ●
　86〜252 U/l
● 検査結果の解釈 ●
　ALPの低値は，①先天性（遺伝性低ALP血症），②その他（クレチン病，壊血病，慢性腎炎）で認められる．
　ALPの高値は，①肝・胆道疾患（閉塞性黄疸，胆管炎，肝内腫瘍，脂肪肝），②骨疾患（くる病，ページェット病，骨腫瘍），③その他（妊娠，甲状腺機能亢進症，ALP産生腫瘍）で認められる．
　ALPには6種類のアイソザイムがあり，ALP1, 2は肝・胆道系疾患，ALP3は骨疾患，ALP4は妊娠，ALP5は慢性肝炎や肝硬変，ALP6は潰瘍性大腸炎で増加する．
● 注意事項 ●
　ALPは検査の測定法や使用する試薬でかなり基準値が異なるので，各施設での基準値を参考にすること．

5. γ-グルタミルトランスペプチダーゼ　γ-glutamyl transpeptidase: γ-GT（γ-GTP）

● 基礎知識 ●
　γ-GT（施設によってはγ-GTPともいう）は，細胞内にあるペプチドのグルタチオンを分解・合成する際に作用する酵素で，腎臓，肝臓，膵臓，前立腺などに存在する．肝・胆道系の閉塞による排泄障害で高値となる．
● 検査の意義 ●
　肝・胆道疾患，あるいはアルコール性肝障害の診断に有用である．
● 基準値 ●
　男性　7〜60 U/l
　女性　7〜38 U/l

検査結果の解釈

γ-GTの低値は，先天性低γ-GT欠損症で認められる．

γ-GTが高値になるのは，①胆汁うっ滞（肝内胆汁うっ滞，肝外胆管閉塞），②びまん性肝疾患（急性肝炎，慢性肝炎，アルコール性肝障害，薬物性肝障害），③限局性肝疾患（肝細胞がん，転移性肝がん），④その他（心筋梗塞，糖尿病，甲状腺機能亢進症，常習飲酒，睡眠薬・向精神薬服用）などの病態である．

注意事項

γ-GTは個人差が大きく，年齢，性別，飲酒歴などによって異なる．

6. ロイシンアミノペプチダーゼ　leucine aminopeptidase（LAP）

基礎知識

LAPは，ペプチドのN末端からアミノ酸のロイシンを遊離する酵素で，体内組織に広く分布するが，腸，腎臓，筋，脳，肝臓，膵臓，胃などに多く含まれる．

検査の意義

LAPは肝・胆道系に閉塞があると上昇するので，「胆管酵素」「閉塞性酵素」として検査の意義がある．

基準値

33〜73 U/l

検査結果の解釈

LAPの低値は，遺伝的に認められることがあるが，ほとんど問題にならない．

LAPの高値は，①肝・胆道疾患（閉塞性黄疸，肝がん，急性肝炎，慢性肝炎，肝硬変），②膵疾患（急性膵炎，膵がん），③その他（妊娠）で認められる．

注意事項

LAPは測定法によって結果が異なるので注意する．

7. コリンエステラーゼ　cholinesterase（ChE）

基礎知識

ChEは，コリンエステルをコリンと有機酸に加水分解する酵素で，肝臓，膵臓，血液，筋肉，神経などに分布する．肝臓で合成されるので，肝細胞での合成機能を評価することができる．

検査の意義

肝細胞の合成機能を判定することができ，肝疾患の重症度と相関する．また，脂質代謝とも関連し，高脂血症で高値をとる．

基準値

172〜457 U/l

検査結果の解釈

ChEの低値は，①肝疾患（肝硬変，激症肝炎，慢性肝炎，肝がん），②栄養障害（栄養不良，慢性消耗性疾患），③中毒（有機リン剤，サリン），④遺伝性ChE欠損症などでみられる．

ChEの高値は，①脂質代謝異常（脂肪肝，肥満，ネフローゼ症候群，糖尿病，高脂血

症），②先天性高ChE血症などでみられる．
- ●注意事項●

  遺伝性ChE欠損症では，麻酔の際に使用するサクシニルコリンを投与すると遷延性無呼吸を起こすので注意が必要である．

8. アンモニア　NH_3

- ●基礎知識●

  アンモニアには，生体内でアミノ酸が分解して生じるものと，腸管内で細菌によって窒素化合物から産生されるものがある．生成されたアンモニアは肝臓で尿素サイクルによって尿素に変換され，腎臓から排泄される．

- ●検査の意義●

  肝臓でのアンモニア処理能が低下する肝疾患や，尿素サイクルの先天的異常などを検出するのに有用である．

- ●基準値●

  直接比色法　　30～86 μg/dl
  酵素法　　　　12～66 μg/dl

- ●検査結果の解釈●

  アンモニア値が低下するのは，低タンパク食のときにみられる．

  アンモニアが高値になるのは，①重症肝疾患（激症肝炎，重症肝硬変，進行性肝がん），②門脈－体循環シャント（肝硬変，特発性門脈圧亢進症），③先天性（尿素サイクル酵素欠損症，アミノ酸代謝異常症），④その他（尿毒症，ショック，消化管出血）の病態である．

- ●注意事項●

  血漿で検査する場合には，EDTA採血後ただちに冷却し，血漿を分離した後速やかに分析しなければ正確な検査値が得られない．

9. インドシアニングリーン試験　indocyanine green（ICG）試験

- ●基礎知識●

  静脈注射した緑色の色素であるインドシアニングリーン（ICG）は，アルブミンと結合して肝細胞に取り込まれ，代謝されないでそのまま胆汁中に排泄される．

- ●検査の意義●

  肝細胞における異物の摂取能，排泄機能，肝血流量を評価できる．

- ●基準値●

  15分停滞率　　10%以下
  血中消失率　　0.168～0.206
  最大除去率　　3.18±1.62mg/kg/min

- ●検査結果の解釈●

  ICGの15分停滞率が上昇するのは，①肝疾患（肝硬変，慢性肝炎，急性肝炎，体質性黄疸），②体質性ICG排泄異常症などである．

E 膵機能検査

●注意事項●
ICGは光線によって退色しやすいので，採血後は速やかに検査すべきである．

膵臓には，アミラーゼ，トリプシン，リパーゼなど種々の消化酵素を分泌する外分泌腺と，インスリン，グルカゴン，ソマトスタチンなどといったホルモンを分泌する内分泌腺としての機能がある．

膵液は膵管を通じて十二指腸乳頭部から分泌される．膵液は1日におよそ1,000～1,500ml分泌され，重炭酸塩を多量に含み，胃液を中和して小腸内のpHを8.0以上のアルカリ性に変えて消化しやすくする．

膵炎などで膵臓の機能が障害されると膵液の十二指腸への排出が減少し，一方では消化酵素が血中に逸脱する．このため，血中もしくは尿中の酵素を測定すれば膵臓疾患を診断することができる．また，内分泌腺としての機能が障害されれば，インスリンなどの分泌が減少し，糖尿病になる．

膵疾患を診断するには，血清アミラーゼなど酵素の測定，内分泌機能として耐糖能検査，膵液検査，エコー検査・内視鏡検査・CT検査など画像診断が行われる（表2-3-7）．さらに膵がんを診断するためには腫瘍マーカーが検査される．

表2-3-7 膵疾患診断のための検査

内容	検査項目
血液生化学検査	アミラーゼ，リパーゼ，トリプシン，エラスターゼI，血糖検査
膵外分泌機能検査	セクレチン試験，便中キモトリプシン濃度検査，PFD試験[1]
膵内分泌機能検査	血糖，ブドウ糖負荷試験
腫瘍マーカー検査	CA19-9，CA50，CEA，Span-I，Dupan-2
画像検査	腹部単純X線検査，エコー検査，CT検査，MRI検査，ERCP[2]

1) PFD試験: pancreatic function diagnostic test
2) ERCP: endoscopic retrograde cholangiopancreatography

1. アミラーゼ amylase（AMY）

●基礎知識●
デンプンやグリコーゲンなどの多糖類を加水分解し，グルコース，マルトース，デキストリンを生成する酵素である．主として膵臓と唾液腺で産生され，肝臓，肺，小腸，卵巣などにも活性がある．膵臓由来と唾液腺由来のアミラーゼは，アイソザイムを調べ，前者がP型，後者がS型であることから区別する．

●検査の意義●
膵炎など膵疾患を診断する上で重要である．血中濃度，尿排泄量，およびアイソザイムを調べる．

◉基準値◉

血清アミラーゼ　50～180 U（Somogyi法），130～400 IU/l（Blue-Starch法）
尿中アミラーゼ　2,100 IU/l以下（Blue-Starch法）

◉検査結果の解釈◉

血清・尿アミラーゼともに低値になるのは，慢性膵炎末期，膵がん末期，肝硬変などである．

血清・尿アミラーゼともに高値になる病態には，①膵疾患（急性膵炎，慢性膵炎急性増悪期，膵がん，膵囊胞），②腸管疾患（腸閉塞，胃・十二指腸穿孔，腸閉塞），③唾液腺疾患（耳下腺炎），④その他（肺がん，卵巣がん，大腸がん）がある．急性膵炎では，図2-3-4に示すような酵素活性の推移がみられる．

血清アミラーゼのみが高値になるのは，①アミラーゼ排泄障害（腎不全），②巨大アミラーゼ分子（マクロアミラーゼ血症）などの病態である．

◉注意事項◉

急性膵炎では，血清アミラーゼ値と重症度が必ずしも相関しないので，全身状態や腹部症状などに注意しなければならない．

2．リパーゼ　lipase

◉基礎知識◉

中性脂肪を脂肪酸とグリセリンに加水分解する酵素で，膵臓から分泌される．

◉検査の意義◉

唾液腺からは分泌されないので，アミラーゼと組み合わせて検査すれば膵疾患か唾液腺疾患かの鑑別診断ができる．

◉基準値◉

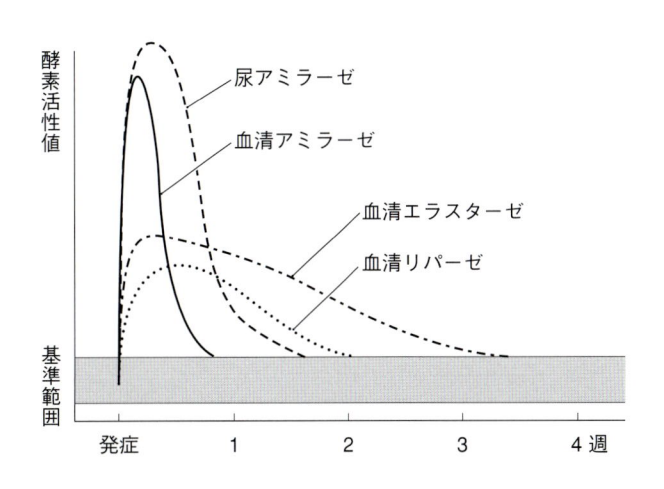

50～190 U/l

図2-3-4　急性膵炎における酵素活性の推移

●検査結果の解釈●

リパーゼが低値になるのは，膵機能が荒廃（慢性膵炎末期，膵がん末期）している状態を表す．

リパーゼが高値になるのは，①膵疾患（急性膵炎，慢性膵炎，膵がん，膵嚢胞，膵外傷），②その他（消化管穿孔，腸閉塞）の病態である．

●注意事項●

測定方法によって基準値が異なるので，各施設での基準値と比較すること．

F 腎機能検査

第2部第1章A．尿検査の項（14頁）で述べたように，腎臓は，水分・代謝終末産物・電解質・異物の排泄，血液浸透圧・体液量・酸塩基平衡などの調節，血圧維持，ビタミンDの活性化，エリスロポエチンの産生など，生体にとって数多くの重要な機能を司っている．

このように重要な役目を果たしている腎臓は，腎炎など腎臓自体の疾患だけでなく，糖尿病，膠原病，高血圧症などの全身性疾患によって二次的に障害されることも少なくない．そこで，腎機能を検査することは，腎疾患はもちろんであるが，多くの全身性疾患を診療するに当たっても重要である．また，抗生物質をはじめ，種々の薬物が腎機能障害を起こす可能性もあり，薬物の副作用をチェックする意味でも腎機能検査は重要である．

腎機能の検査は，尿検査と血液生化学検査が中心になる．腎臓からの物質の排泄は，糸球体での濾過，尿細管での再吸収と分泌というプロセスを経て行われる．これらの機能を反映し，糸球体，尿細管，腎血流，腎盂・尿路系などをそれぞれ評価する検査項目が用意されている（表2-3-8）．また，腎の形態学的な変化をみるための画像検査，確定診断としての腎生検病理組織検査なども行われる．

1. 血中尿素窒素　blood urea nitrogen（BUN）

●基礎知識●

組織および食物中に含まれているタンパク質に由来するアミノ酸は，生体内の酵素も

表2-3-8　部位別での腎機能を評価する主な検査

部位	検査項目
糸球体	尿検査，BUN，クレアチニン，クレアチニンクリアランス，血中β_2-ミクログロブリン
近位尿細管	尿中β_2-ミクログロブリン，尿中NAG，PSP試験
遠位尿細管	尿量，尿比重，尿pH，尿濃縮試験，尿希釈試験
血管系	血圧，眼底検査，PSP試験，レノグラム，PAHクリアランス
腎盂・尿路	尿検査，尿細胞診，細菌培養，腎盂造影
画像検査	腹部単純X線撮影，腎盂尿管造影，エコー，CT，MRI，レノグラム
病理組織検査	腎生検

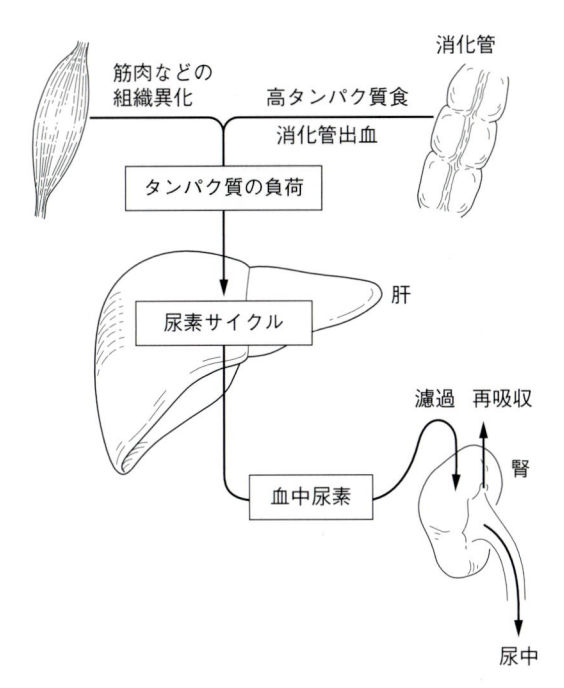

図2-3-5　尿素の代謝

しくは腸内細菌の作用を受けて分解される．その結果として発生するアンモニアは有害なので，肝臓の尿素サイクルで尿素に合成される（図2-3-5）．尿素は腎糸球体から濾過され，その一部は尿細管で再吸収される．

● 検査の意義 ●

腎糸球体の濾過能が低下していれば血中に尿素が蓄積し，濃度が上昇する．あるいは尿細管での再吸収が亢進していても血中の尿素が多くなる．そこで，血中尿素（BUN）を測定すれば，腎糸球体の濾過能，あるいは腎尿細管での再吸収量が判定できる．ただし，タンパク摂取量や組織崩壊によるタンパク異化亢進に影響されることに注意する．

● 基準値 ●

7〜19 mg/dl

● 異常値をとる疾患 ●

BUNが低値になる病態には，タンパク摂取不足，肝不全，妊娠，タンパク同化ホルモン使用などがある．

BUNが高値になる病態には，①腎糸球体濾過障害（腎不全），②尿細管再吸収増加（脱水），③尿素の産生増加（高タンパク質食，消化管出血，発熱，感染症，手術，甲状腺機能亢進症，副腎皮質ステロイド剤使用）などがある．

● 注意事項 ●

BUNは腎機能障害の指標としては鋭敏ではなく，糸球体濾過率 glomerular filtration rate（GFR）が50％以下にならないと異常値を示さない．このため，BUNが基準値であっても必ずしも腎機能が正常であるとはいえない．

2. クレアチニン　creatinine（Cr）

●基礎知識●
クレアチニンは，筋肉内でクレアチンとクレアチンリン酸から産生され，血中に放出された後，腎糸球体で濾過され排泄される．尿細管では再吸収も分泌もほとんどされない．

●検査の意義●
血清クレアチニン濃度は糸球体濾過能と密接な関係があり，食事や尿量の影響を受けにくいので，腎機能障害の指標としてきわめて有用である．尿素窒素と違って尿細管で再吸収されないので，クレアチニンとBUNを同時に測定すると糸球体の機能が判定できる．

●基準値●
男性　0.7～1.1 mg/dl
女性　0.5～0.9 mg/dl

●検査結果の解釈●
クレアチニンが低値になるのは，筋疾患（筋ジストロフィー，多発性筋炎）でクレアチニンの産生が低下している場合である．

クレアチニンが高値になるのは，①腎糸球体濾過能低下（糸球体腎炎，間質性腎炎，腎不全，尿管閉塞），②筋肉増量（末端肥大症），③その他（甲状腺機能亢進症）の病態である．

●注意事項●
血清クレアチニン濃度も糸球体濾過率が50％以下にならないと異常値を示さないので，軽度の腎障害を検出することはできない．

3. クレアチニンクリアランス　creatinine clearance（Ccr）

●基礎知識●
腎臓糸球体での濾過は，老廃物を腎臓から排泄するために，腎機能の中でもとりわけ重要な機能である．そこで，腎糸球体の濾過能を調べる検査として，糸球体濾過率（glomerular filtration rate: GFR）を測定することが必要である．一般に，GFRを簡便に知ることのできる方法としてクレアチニンクリアランスが利用される．

クレアチニンクリアランスは，尿中へのクレアチニンの排泄量を血清クレアチニン濃度で除して求める．体格によって変動があるので，体表面積で補正する．

クレアチニンクリアランス＝［尿中クレアチニン濃度（mg/dl）×尿量（ml/分）÷血清クレアチニン濃度（mg/dl）］×［1.48（標準体表面積）÷被検者の体表面積（m^2）］

●検査の意義●
クレアチニンクリアランスはほぼGFRを反映するので，腎機能を評価するのに簡便で，かつ鋭敏な検査である．

●基準値●
男性　90～120 ml/分/1.48 m^2
女性　80～110 ml/分/1.48 m^2

●検査結果の解釈●
クレアチニンクリアランスが低値を示すのは，①腎疾患（慢性腎炎，急性腎炎，糖尿病性腎症，ループス腎炎，腎硬化症，囊胞腎），②尿路閉塞（尿路結石，尿路腫瘍，前立腺肥大，神経因性膀胱），③その他（心不全，肝不全，脱水，ショック）の病態のときである．

クレアチニンクリアランスが高値になるのは，妊娠，初期の糖尿病などであるが，臨床的には問題にならないことがほとんどである．
●注意事項●
正確に採尿しても誤差がでやすい試験なので，数回検査して，傾向をみるようにする．

4. フェノールスルホンフタレイン試験　phenolsulphonphtalein（PSP）test

●基礎知識●
PSP（フェノールスルホンフタレイン）というピンク色の色素を静脈注射すると，色素は代謝を受けずに速やかに約4%が腎糸球体から濾過され，残りは近位尿細管から排泄される．
●検査の意義●
腎血流量，近位尿細管機能，尿路通過状態を把握するのに有用である．
●基準値●
15分排泄率　25%以上
●検査結果の解釈●
PSPの15分排泄率が低下するのは，①腎疾患（糸球体腎炎，腎盂腎炎，間質性腎炎，腎硬化症，慢性腎不全），②尿路閉塞（前立腺肥大症，前立腺腫瘍，神経因性膀胱），③その他（脱水，浮腫）などの病態である．
PSPの15分排泄率が高値になるのは，発熱，低タンパク血症などの場合である．
●注意事項●
採尿は正確な時間で確実に行い，速やかに検査する．

5. フィッシュバーグ尿濃縮試験　Fishberg concentration test

●基礎知識●
生体の水分と体液の浸透圧を適切に維持するために，腎臓では尿を濃縮したり，希釈して調節している．尿を希釈するはたらきは抗利尿ホルモンなどの影響を受けるが，腎疾患の末期まで保たれる．これに比べて，濃縮機能は腎髄質が傷害される疾患では比較的早期から障害される．
●検査の意義●
遠位尿細管，集合管での尿濃縮能を判定することにより，腎髄質の傷害を検査できる．
●基準値●
3回の尿のうち，少なくとも1回の尿で，比重が1.022以上，浸透圧が850mOsm/kg体重以上になる．
●検査結果の解釈●
濃縮能が低下する疾患には，間質性腎炎，慢性腎盂腎炎，閉塞性尿路疾患，囊胞腎，

ファンコニ症候群，腎性尿崩症などがある．
●注意事項●
腎機能障害の確定している場合には，この試験のための飲水制限によってかえって腎機能を悪化させることがあるので，不用意に行ってはならない．

6. 尿中微量アルブミン　urinary albumin

●基礎知識●
健康人でもわずかなアルブミンは尿中に排泄されるが，尿中への排泄量の増加を検査することにより，尿検査でタンパク尿としてはまだ認められないほどの初期の腎障害を検出できる．

●検査の意義●
腎糸球体疾患の初期病変，とりわけ糖尿病性腎症の早期発見，経過観察に役立つ．

●基準値●
分時排泄量　　20 μg/分以下
1日排泄量　　30 mg/日以下
随時濃度　　　25 μg/ml以下
アルブミン指数　11 mg/gクレアチニン以下

●検査結果の解釈●
尿微量アルブミンが増加するのは，腎糸球体疾患（糖尿病性腎症，糸球体腎炎，ループス腎炎，ネフローゼ症候群）の場合に認められる．

●注意事項●
すでに糖尿病性腎症を起こして試験紙法でタンパク尿がでている患者には，この検査を行う意味はない．

7. β_2ミクログロブリン　β_2-microglobulin（β_2MG）

●基礎知識●
β_2ミクログロブリンはすべての有核細胞膜に存在する分子量が約11,800のタンパクで，低分子のため腎糸球体基底膜を簡単に通過するが，ほとんどが尿細管で再吸収されて異化される．

●検査の意義●
血清β_2MGの増加は腎糸球体障害による糸球体濾過率の低下を，尿中β_2MGの増加は近位尿細管障害による再吸収能の低下を意味する．なお，腎糸球体と尿細管の両者に障害があるか，悪性腫瘍でβ_2MGの産生が亢進していれば，血清，尿中のβ_2MGがともに増加する．

●基準値●
血清　　1〜2.3 mg/l
尿　　　30〜140 μg/日，5〜250 μg/l

●検査結果の解釈●
血清β_2MGが高値になるのは，①腎糸球体障害（急性糸球体腎炎，慢性糸球体腎炎，ネフローゼ症候群，ループス腎炎，腎硬化症），②産生亢進・異化低下（多発性骨髄腫，

白血病，胃がん，大腸がん，自己免疫疾患，肝疾患，感染症）などの病態である．

尿β2MGが高値になるのは，尿細管障害（先天性腎障害，痛風腎，糖尿病性腎症，急性尿細管壊死，重金属・抗生物質による腎毒性）を示す．

血清・尿β2MGがともに高値になるのは，①腎糸球体・尿細管の障害（慢性腎炎，慢性腎不全，糖尿病性腎症），②産生亢進・異化低下（悪性腫瘍，自己免疫疾患，肝疾患，感染症）の場合である．

● 注意事項 ●

血清β2MGが高値で尿細管での再吸収閾値を超えると，再吸収に問題がなくても尿β2MGが高値になることがある．

G 尿酸 uric acid（UA）

● 基礎知識 ●

尿酸は，食物に含まれる核タンパク，あるいは生体内の細胞にある核タンパクに由来するプリン体が分解されて最終代謝産物として合成される．その産生は，①体内でのプリン体の生合成亢進，②細胞の崩壊亢進による核酸分解増加，③プリン体を含む食品の過剰摂取などが原因で増加する．

尿酸の産生が増加したり，もしくは腎臓からの排泄が障害されれば血清尿酸値が上昇する．血清尿酸値が増加し，過飽和状態（通常 9 mg/dl 以上）になると痛風発作を起こしやすくなる．

● 検査の意義 ●

痛風の診断，腎機能の評価，動脈硬化性疾患で測定される．

● 基準値 ●

男性　4.0〜7.0 mg/dl
女性　3.0〜5.5 mg/dl

● 検査結果の解釈 ●

尿酸が低値になるのは，①生成低下（肝不全，キサンチン尿症，PRPP合成酵素欠損症，PNP欠損症），②排泄亢進（ウイルソン病，ファンコニ症候群，重金属中毒）などの病態でみられる．

尿酸が高値になるのは，①生成亢進（産生過剰型痛風，PRPP合成酵素異常症，レッシュ‐ナイハン症候群，多発性骨髄腫，白血病，アルコール多飲），②排泄低下（排泄低下型痛風，腎不全，脱水，糖尿病性ケトアシドーシス，利尿薬服用）のいずれかの病態である．

● 注意事項 ●

血清中性脂肪が高値のときには，尿酸の測定値が影響を受ける．

H 電解質検査

健康な成人の体液は，体重の約40%を占める細胞内液と，約20%の細胞外液とに大きく分けることができる．細胞外液は，さらに体重の15%を占める組織間液と，5%の血

漿に分けられる．それぞれの体液には種々の電解質が含まれる．細胞内液には主としてK^+，HPO_4^{2-}が，細胞外液には主にNa^+，Cl^-，HCO_3^-が含まれている（図2-3-6）．

これらの電解質は生体活動をスムーズに営む上で重要な役割を果たしており，ホルモン，自律神経系，血管作動物質，呼吸器での酸塩基平衡調節などによって比較的狭い範囲に調節されている．

電解質の異常は，これらの調節能を超える過剰摂取や腎からの排泄障害などで起こる．このため，腎疾患，内分泌疾患，代謝疾患，消化器疾患，循環器疾患などで電解質を測定することが重要となる．また，輸液による体液管理の際，あるいは利尿剤やジギタリスの投与時にも検査することが欠かせない．

1. ナトリウム　sodium（Na）

● 基礎知識 ●
Naは，細胞外液中の陽イオンの約90%を占めており，水の分布，浸透圧の調節，酸・塩基平衡の維持などに重要な役割を果たしている．

● 検査の意義 ●
水・電解質代謝の失調をきたすような場合でNaの測定が必要．

● 基準値 ●
135〜147mEq/*l*

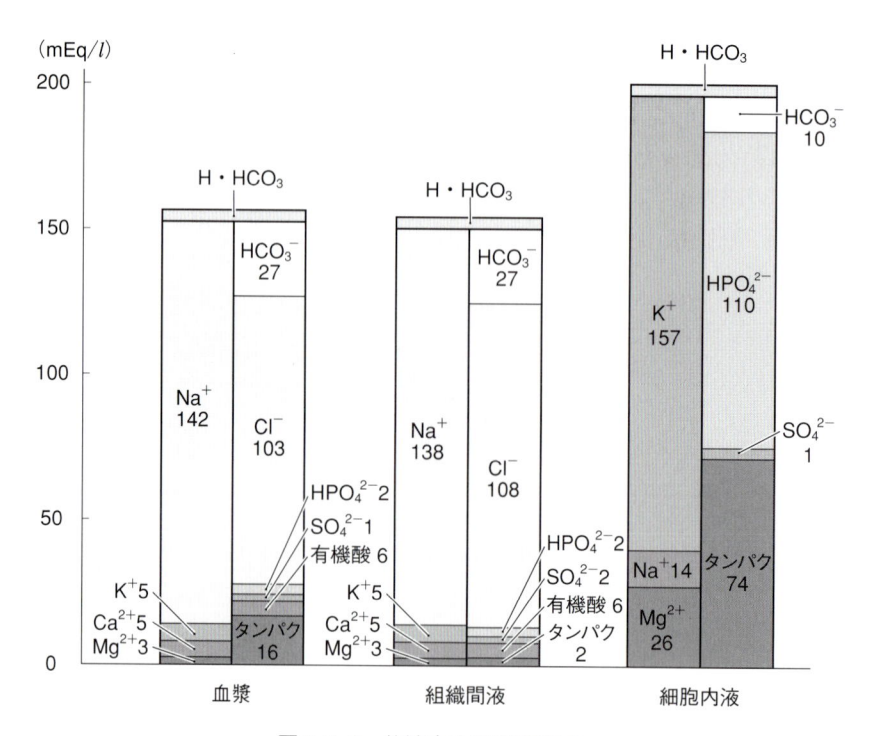

図2-3-6　体液中の電解質組成

§3. 生化学検査

●検査結果の解釈●

血清Naの低値は，①腎からのNa喪失（アジソン病，利尿薬投与），②腎以外からのNa喪失（下痢，嘔吐），③摂取の低下（栄養不足），④水分過剰（うっ血性心不全，肝硬変，ネフローゼ症候群，腎不全），⑤ホルモン分泌異常（抗利尿ホルモン不適合分泌症候群SIADH），⑥偽性低Na血症（高脂血症，高タンパク血症）などの病態でみられる．

血清Naの高値は，①水摂取不足（意識障害，口渇中枢障害），②腎からの水喪失（尿崩症，浸透圧利尿），③腎以外からの水喪失（下痢，嘔吐，発汗），④Na過剰（原発性アルドステロン症，クッシング症候群，大量の高張液輸液）などの病態でみられる．

●注意事項●

血漿中に脂肪やタンパクなどの固形成分が増えて一定容積中の血漿水分量が相対的に減少した場合には，Naは見かけ上低くなる．

2. カリウム　potassium（K）

●基礎知識●

Kは細胞内に多く存在し，細胞内酵素の活性化，神経・筋肉の興奮・伝導・収縮などに重要な役割を演じている．このため血清K濃度に異常があると細胞膜の機能に支障をきたし，神経・筋の活動に障害がでる．その結果，不整脈，筋力低下，知覚異常，麻痺性イレウスなどを起こす．

●検査の意義●

K代謝異常，水・電解質異常，酸塩基平衡障害のみられるときに検査が必要になる．

●基準値●

3.5〜5.0mEq/l

●検査結果の解釈●

血清Kが低値になるのは，①K摂取不足（飢餓，神経性食思不振症），②K喪失の増加（利尿薬投与，原発性アルドステロン症，尿細管アシドーシス，下痢，嘔吐，火傷），③細胞内へのK移動の増加（アルカローシス，インスリン注射，低K血症性周期性四肢麻痺）などの病態である．

血清Kが高値になるのは，①K負荷の増加（Kの過剰摂取，輸液），②K排泄の低下（腎不全，アジソン病，K保持性利尿薬投与），③細胞内からの移行（アシドーシス，インスリン欠乏，高K血症性周期性四肢麻痺，組織破壊），④偽性高K血症（溶血，血小板増加症，白血球増加症）などの病態である．

●注意事項●

採血管内で溶血が起きたり，白血球増加症や血小板増加症の患者では，血球中のKが血清中に遊出し，見かけ上Kが高値になる．

3. クロール　chloride（Cl）

●基礎知識●

クロール（塩素イオン）は，NaとともにNaClとして大部分が細胞外液中に存在する．血漿中の陰イオンの約70%を占め，水分平衡，浸透圧の調節，酸・塩基平衡の調節など

を司っている．

● 検査の意義 ●

Na代謝異常，酸・塩基平衡異常の場合に測定が必要である．

● 基準値 ●

98〜108 mEq/l

● 検査結果の解釈 ●

血清Clが低値になるのは，①Na低下に随伴（低張性脱水，SIADH），②胃液の喪失（嘔吐），③腎からのCl喪失（原発性アルドステロン症，利尿薬投与），④代謝性アルカローシス，⑤呼吸性アシドーシスなどのときである．

血清Clが高値になるのは，①Na増加に随伴（高張性脱水），②Clの過剰投与（高張食塩水の輸液），③代謝性アシドーシス（尿細管性アシドーシス，下痢），④呼吸性アルカローシス（過呼吸）などの病態である．

● 注意事項 ●

一般にClはNaと並行して動き，HCO_3^-とは逆に変動する．

4. カルシウム　calcium（Ca）

● 基礎知識 ●

生体内のカルシウムのほぼ99％は骨の中に存在する．カルシウムは骨の構成成分となっているだけでなく，酵素の活性化，血液凝固，筋肉の収縮，神経刺激伝導，ホルモン分泌などさまざまな重要な役割をも果たしている．

血清Caは骨から血中への移行，腸管からの吸収，腎での排泄などに左右され，それらは副甲状腺ホルモン（parathyroid hormone: PTH）とビタミンD_3などの調節を受けている（図2-3-7）．

● 検査の意義 ●

PTH，ビタミンD_3の過剰や欠乏をきたす疾患で測定が重要である．

● 基準値 ●

8.5〜10.1 mg/dl

● 検査結果の解釈 ●

血清Caの低値は，副甲状腺機能低下症，慢性腎不全，ビタミンD欠乏症，偽性低Ca血症（低タンパク血症）などの病態で認められる．

血清Caの高値は，副甲状腺機能亢進症，甲状腺機能亢進症，悪性腫瘍（多発性骨髄腫，乳がん，肺がん），ビタミンD過剰症，急性腎不全などの場合にみられる．

● 注意事項 ●

血清アルブミンが低値の場合には，アルブミンと結合するCaが減少するので，次式で補正して考える．

補正Ca値＝実測Ca値＋（4－血清アルブミン値）

5. リン　phosphorus（P）

● 基礎知識 ●

体内のリンの80〜85％は骨の中にあって，骨の構成成分となっている．リンはこの

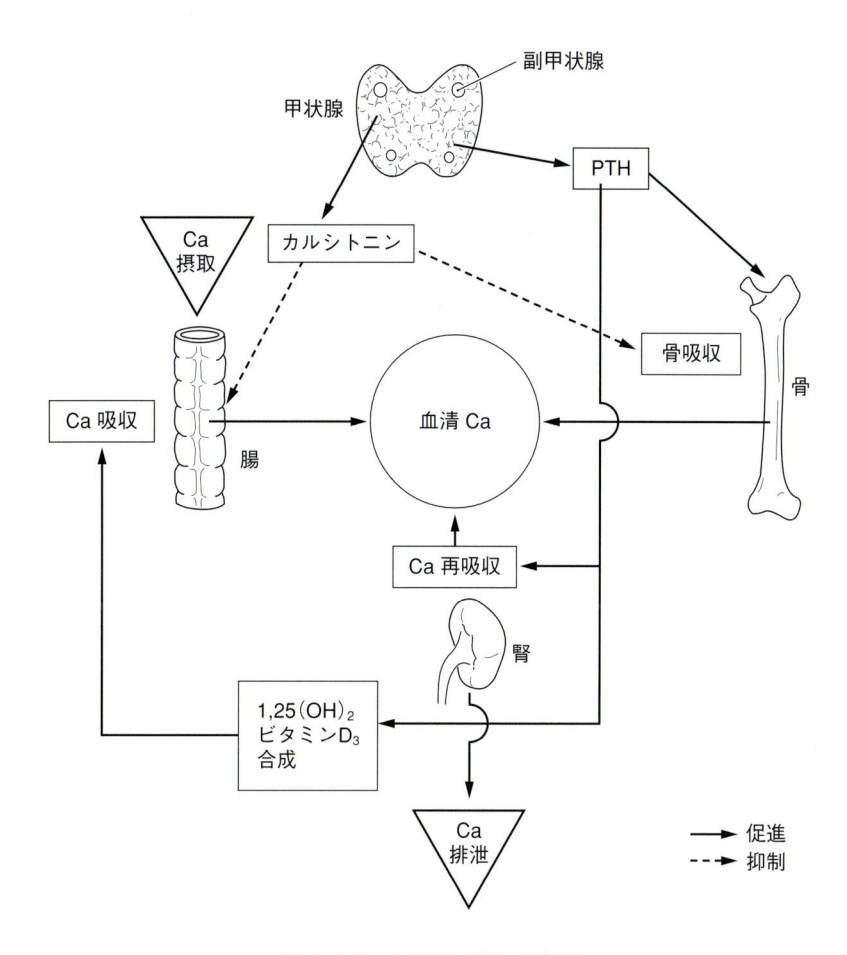

図2-3-7 血清Ca濃度の調節

他，エネルギー代謝，糖代謝，タンパク質リン酸化，酸塩基平衡などに重要な役割を果たしている．血清リン濃度は，腸管からの吸収，骨からの移動，体内利用，腎からの排泄などで調節される．副甲状腺ホルモン（PTH）は尿中へのリンの排泄を促進し，カルシウムとリンの溶解積を一定に保つ作用がある．

● 検査の意義 ●
代謝性骨疾患や副甲状腺疾患などで病態の解析に有用である．

● 基準値 ●
2.4〜4.3 mg/dl

● 検査結果の解釈 ●
血清Pの低値は，副甲状腺機能亢進症，ビタミンD欠乏症，食事での摂取不足，吸収不良症候群などの病態で起きる．

血清Pの高値は，副甲状腺機能低下症，急性腎不全，慢性腎不全などの病態で認められる．

●注意事項●
溶血すると血清Pが高値になる．

I 無機質検査

　　無機質には，鉄がヘモグロビンの合成に必須であるように，微量でも生体にとって不可欠のものがある．ただし，過剰になると組織に沈着して問題になったりすることがある．臨床検査では無機質の過不足を判定する．

1. 鉄　iron（Fe）

●基礎知識●
　　体重が70kgの人の場合，体内には約3.5gの鉄があり，その約2/3は赤血球中のヘモグロビンに，残りは筋肉や肝臓，脾臓などに蓄えられている．毎日およそ1mgの鉄が食べ物から吸収され，一方では同じくおよそ1mgが便・尿・汗などから排泄されて収支のバランスが保たれている．

●検査の意義●
　　鉄欠乏性貧血の診断や，鉄過剰症の診断に重要である．

●基準値●
　　男性　　60〜200 μg/dl
　　女性　　50〜160 μg/dl

●検査結果の解釈●
　　血清鉄の低値は，①鉄の欠乏（鉄欠乏性貧血），②造血の亢進（真性多血症，妊娠），③鉄利用障害（悪性腫瘍，慢性関節リウマチ，無トランスフェリン血症）などの病態で起きる．
　　血清鉄の高値は，①鉄貯蔵の増加（ヘモクロマトーシス，ヘモジデローシス），②造血障害（再生不良性貧血，巨赤芽球性貧血，溶血性貧血），③実質臓器の崩壊（急性肝炎）などで起きる．

●注意事項●
　　鉄の過不足を評価するには，総鉄結合能もしくは不飽和鉄結合能を同時に検査して判定する（図2-3-8）．

2. 総鉄結合能　total iron binding capacity（TIBC）
　　不飽和鉄結合能　unsaturated iron binding capacity（UIBC）

●基礎知識●
　　血清タンパクの1種であるトランスフェリンが結合しうる鉄の量を総鉄結合能という．また，血清鉄が結合していない鉄結合能を不飽和鉄結合能という（図2-3-8）．

●検査の意義●
　　鉄欠乏症，鉄過剰症の病態解析に重要．

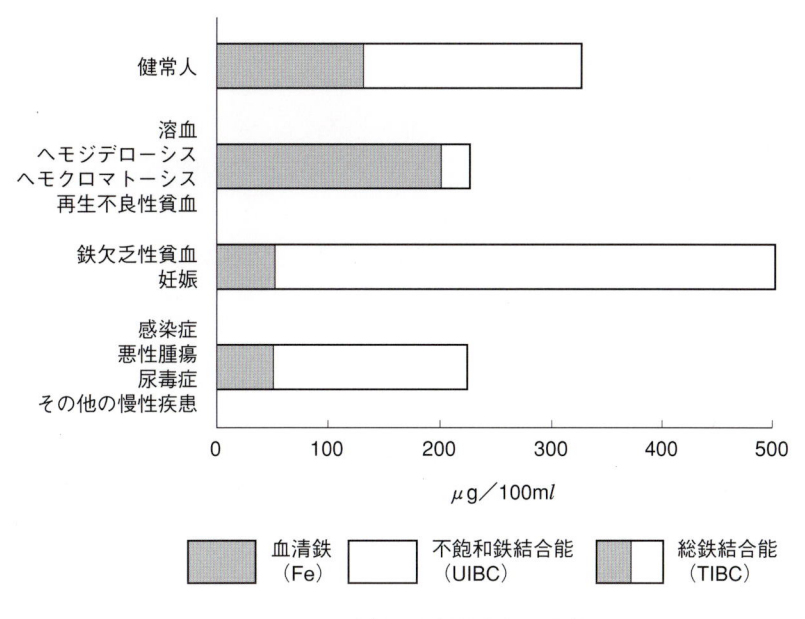

図2-3-8 血清鉄と総鉄結合能の関係

●基準値●

	男性	女性
TIBC	253〜365 μg/dl	246〜410 μg/dl
UIBC	77〜304 μg/dl	132〜412 μg/dl

●検査結果の解釈●

TIBCおよびUIBCの低値は，①トランスフェリンの合成障害（肝硬変，無トランスフェリン血症），②トランスフェリンの体外喪失（ネフローゼ症候群），③トランスフェリンの代謝異常（鉄過剰，悪性腫瘍，慢性炎症）などの病態で認められる．

TIBCおよびUIBCの高値は，①鉄の欠乏（鉄欠乏性貧血），②造血の亢進（真性多血症，妊娠）などの病態で起きる．

●注意事項●

理論的にはTIBC＝血清鉄＋UIBCのはずであるが，実際には測定法の相違などから必ずしも一致はしない．

3. フェリチン　ferritin

●基礎知識●

フェリチンは鉄貯蔵タンパク質の一種で，血清フェリチン値は貯蔵鉄量と細胞の破壊に依存する．

●検査の意義●

鉄代謝異常の評価に有用．

◉基準値◉
　男性　26 〜 240 ng/ml
　女性　　8 〜　74 ng/ml
◉検査結果の解釈◉
　血清フェリチンの低値は，①鉄の欠乏（鉄欠乏性貧血），②造血の亢進（真性多血症）において認められる．
　血清フェリチンの高値は，①貯蔵鉄の増加（ヘモクロマトーシス，ヘモジデローシス），②細胞破壊（悪性腫瘍，炎症，手術）などの病態でみられる．
◉注意事項◉
　4℃で血清を保存しておくと低値になるので注意する．

4. 銅　copper（Cu）

◉基礎知識◉
　銅は生体内に広く分布する必須微量金属の1つで，血中では約95％がセルロプラスミンと結合し，残りはアルブミンと結合している．造血，骨代謝，結合組織代謝など種々の反応における触媒作用を行っている．
◉検査の意義◉
　銅代謝異常の疑われるときに検査する．
◉基準値◉
　70 〜 130 μg/dl
◉検査結果の解釈◉
　血清銅が低値をとるのは，ウイルソン病（セルロプラスミンの合成障害），メンケス症候群（銅の吸収障害），栄養障害，ネフローゼ症候群などの疾患である．
　血清銅が高値になるのは，閉塞性黄疸，悪性リンパ腫，悪性腫瘍などの疾患である．
◉注意事項◉
　きわめて微量なので，検体を採取する際に混入を防ぐよう注意する．

5. マグネシウム　magnesium（Mg）

◉基礎知識◉
　マグネシウムは酵素の活性化，神経筋伝導，エネルギー代謝などに重要な働きをしている．生体内では約60％が骨に，25％が筋肉に，残りは他の軟部組織に分布し，血中には1％ほどしか存在しない．
◉検査の意義◉
　筋力低下，テタニー，不整脈などのあるときに検査する．
◉基準値◉
　1.7 ± 0.3 mEq/l
◉検査結果の解釈◉
　血清マグネシウムの低値は，吸収不良症候群，アルコール中毒などでみられる．
　血清マグネシウムの高値は，腎不全で認められる．

注意事項
腎不全の患者にマグネシウムを含む制酸剤や緩下剤を投与するときには注意が必要になる．

J 筋関連酵素

筋肉に多く含まれる酵素は，筋肉が炎症や壊死を起こした際には血中に漏出するので，筋疾患の診断に役立つ．ことに心筋梗塞のように急激に筋肉が破壊する疾患の診断に有用である．

1. クレアチンキナーゼ creatin kinase（CK，CPK）

基礎知識
クレアチンキナーゼ（CKまたは施設によってはCPKともいう）は，筋肉などの興奮組織でエネルギー代謝に重要な役割を果たす酵素である．骨格筋，心筋，平滑筋，脳などに分布している．

検査の意義
筋疾患の診断，経過観察に有用である．

基準値
男性　25〜180 U/l
女性　20〜150 U/l

検査結果の解釈
血清CKが低値になるのは，①内分泌疾患（甲状腺機能亢進症），②自己免疫疾患（SLE，慢性関節リウマチ），③薬剤服用（副腎皮質ステロイド薬，経口避妊薬）などの場合である．

血清CKが高値になるのは，①心疾患（心筋梗塞，心筋炎），②神経・筋疾患（進行性筋ジストロフィ，多発性筋炎，筋萎縮性側索硬化症），③脳疾患（脳血管障害），④内分泌疾患（甲状腺機能低下症，糖尿病），⑤その他（中毒，麻酔）などの病態でみられる．

注意事項
CKは運動後や，筋肉注射でも高値になるので注意する．

2. アルドラーゼ aldorase（ALD）

基礎知識
アルドラーゼは，全身の臓器に広く分布する嫌気性解糖系酵素である．

検査の意義
組織崩壊に伴って血中に流出してくるので，組織傷害の診断，傷害の程度の判定，経過観察に有用である．

基準値
2.0〜5.0 U/l

●検査結果の解釈●
アルドラーゼが低値を示すのは，果糖不耐症，ティーサックス（Tay-Sacks）病など特殊な場合である．
アルドラーゼが高値になるのは，①筋疾患（筋ジストロフィ，多発性筋炎，心筋梗塞など），②悪性腫瘍（肝がん，肺がん，胃がんなど），③肝・膵・腎疾患（急性肝炎，慢性肝炎，膵炎，腎炎など），④神経疾患（脳血管障害，髄膜炎，神経膠腫など）などの病態である．

●注意事項●
溶血すると赤血球の酵素が流出して高値になる．

3. ミオシン軽鎖　myosin light chain

●基礎知識●
心筋ミオシンは心筋細胞に多く存在する構造タンパクで，心筋の収縮に重要な働きをする．ミオシンは2つの重鎖と2種の軽鎖からなり，軽鎖は分子量が小さくて細胞が傷害されると容易に血中に流出してくる．

●検査の意義●
心筋組織の傷害の診断に役立つ．

●基準値●
2.5 ng/ml 以下

●検査結果の解釈●
ミオシン軽鎖が高値になるのは，①心筋傷害（急性心筋梗塞，急性心筋炎），②骨格筋傷害（筋ジストロフィ，筋炎，外傷），③その他（腎不全）などの病態である．

●注意事項●
ミオシンは心筋以外の筋肉にも存在するが，現在の検査では主として心筋に由来するものを検査している．

<奈良信雄>

4 内分泌検査

A 内分泌総論

1. ホルモン分泌と疾患

　人間の身体は，心臓や肝臓などの臓器と骨格，筋肉などから構成されているが，それらを生命体として有機的に動かし調節するのは，神経とホルモンである．ホルモンは体液性の調節因子とよばれる．ホルモンを分泌する器官は，上から，視床下部，下垂体，甲状腺，副甲状腺，膵臓，副腎，性腺（男性では精巣，女性では卵巣）などである（図2-4-1）．おのおのの内分泌器官からはそれぞれ固有のホルモンが分泌される（表2-4-1）．

　一口に内分泌疾患といってもさまざまで，内分泌器官ごとに，また，関係するホルモンごとに種々存在する．代表的な内分泌疾患を内分泌器官ごとに表にまとめた（表2-4-2）．

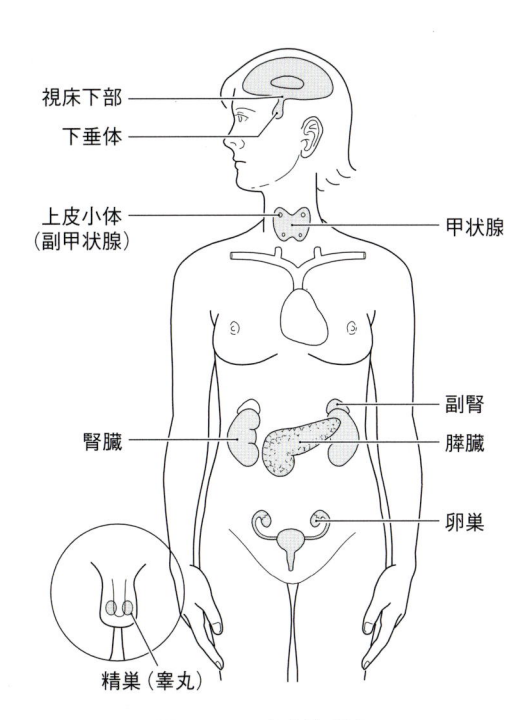

図2-4-1　内分泌器官

表2-4-1 内分泌器官とホルモン

内分泌器官	ホルモン
視床下部	下垂体前葉ホルモンを制御するホルモン GRH（成長ホルモン放出ホルモン），ソマトスタチン（成長ホルモン抑制ホルモン），ドーパミン（プロラクチン抑制因子），CRH（ACTH放出ホルモン），TRH（TSH放出ホルモン），Gn-RH（下垂体性性腺刺激ホルモン）
下垂体前葉	GH（成長ホルモン），PRL（プロラクチン），ACTH（副腎皮質刺激ホルモン），TSH（甲状腺刺激ホルモン），LH（黄体形成ホルモン），FSH（卵胞刺激ホルモン）
下垂体後葉	ADH（抗利尿ホルモン），オキシトシン
甲状腺	T_4（サイロキシン），T_3（トリヨードサイロニン），カルシトニン
副甲状腺	PTH（副甲状腺ホルモン）
膵臓	インスリン，グルカゴン
副腎皮質	コルチゾール，アルドステロン，副腎性アンドロゲン〔DHES（デヒドロエピアンドロステロン）など〕
副腎髄質	アドレナリン，ノルアドレナリン
卵巣	エストロゲン，プロゲステロン
精巣	テストステロン
胎盤	hCG（ヒト絨毛性性腺刺激ホルモン）

表2-4-2 内分泌器官と疾患

内分泌器官	疾患
視床下部	視床下部性性腺機能低下症（カルマン症候群など），中枢性思春期早発症，神経性食思不振症
下垂体前葉	GH: 末端肥大症，巨人症，下垂体性小人症 PRL: プロラクチノーマ ACTH: クッシング病，続発性副腎機能不全 TSH: TSH産生腫瘍，下垂体性甲状腺機能低下症 LH，FSH: 下垂体性性腺機能低下症
下垂体後葉	尿崩症
甲状腺	バセドウ病，橋本病（慢性甲状腺炎），無痛性甲状腺炎，亜急性甲状腺炎，甲状腺腺腫，甲状腺がん
副甲状腺	原発性副甲状腺機能亢進症，特発性副甲状腺機能低下症
膵臓	糖尿病，インスリノーマ
副腎皮質	クッシング症候群，アジソン病，原発性アルドステロン症，副腎性器症候群
副腎髄質	褐色細胞腫
卵巣	卵巣腫瘍，卵巣機能不全症，ターナー症候群
精巣	精巣間質細胞腫，精巣機能不全症，クラインフェルター症候群

内分泌疾患の症状は，その器官から分泌されるホルモンがどのような作用をもっているのかを理解するとわかりやすい．つまり各ホルモンの生理的な作用が，過剰によって増強されたり，欠乏によって低下することで理解される．たとえば，甲状腺ホルモンは正常者では適正な分泌によって，循環器系，神経系，消化器系などが正常な機能を営んでいるが，バセドウ病などの甲状腺機能亢進症になると，甲状腺ホルモンの過剰分泌によって，頻脈，発汗過多，下痢，体重減少，手足の震えなどの症状を呈するようになる．逆に不足すると，代謝は低下して，全身の皮膚が乾燥し，脈は遅くなり，便秘，集中力低下などが起こる．このように，すべてのホルモンについて，その過剰症状，不足症状が認められて，疾患の診断に役立つ．代表的な症状とそれらから疑われる内分泌疾患の関係を表2-4-3にまとめた．

2. ホルモン測定

内分泌疾患の診断を行う場合，特徴的な症状を把握することも重要であるが，決め手になるのは，血液や尿中のホルモン量の測定である．ホルモンが正常範囲に比べて増加したり減少していることが診断に役立つ．検体としては，主に血清や血漿が用いられる．また，カテコールアミンやhCG（ヒト絨毛性性腺刺激ホルモン）の測定のように，血液とともに尿も用いられる場合がある．

血中・尿中のホルモンの量はきわめて微量である．単位としては，血清タンパク濃度がg/dlであるのに対して，その100万分の1のng/dlやさらにその1000分の1のpg/dlという単位が用いられている．そのような微量の物質を正確に測定するため，最も多く用いられる測定原理は，免疫学的方法（抗原抗体反応を利用した測定法）である．これは，測定する物質に対する抗体を用いる方法である．抗原または抗体に標識（目印をつけること）するが，標識物質の種類によって，RIA法（放射免疫測定法），EIA法（酵素免

表2-4-3　内分泌疾患の症状と原因疾患

症状	原因疾患
低身長	下垂体性小人症，クレチン症，ターナー症候群，副腎性器症候群，思春期早発症，小児のクッシング症候群
高身長	巨人症，類宦官症（クラインフェルター症候群，カルマン症候群）
肥満	クッシング症候群，視床下部性肥満（フレーリッヒ症候群，ローレンス-ムーン-ビードル症候群），インスリノーマ
体重減少	神経性食思不振症，汎下垂体前葉機能不全（シモンズ病），アジソン病，甲状腺機能亢進症
高血圧	クッシング症候群，褐色細胞腫，原発性アルドステロン症，特発性アルドステロン症，甲状腺機能亢進症（収縮期血圧のみ上昇）
多尿	中枢性尿崩症，腎性尿崩症，心因性多飲，高Ca血症，低K血症，糖尿病
尿糖陽性	糖尿病，クッシング症候群，褐色細胞腫，末端肥大症，甲状腺機能亢進症
色素沈着	アジソン病，ネルソン病，異所性ACTH産生腫瘍
性腺機能低下	視床下部疾患，下垂体前葉機能不全，卵巣疾患，精巣疾患，染色体異常（ターナー症候群，クラインフェルター症候群）
性腺機能亢進	松果体腫，異所性松果体腫，副腎性器症候群

疫測定法），CLIA法（化学発光免疫測定法）などに分けられる．従来，ホルモン検査では放射性同位元素（アイソトープ）を使用するRIA法が主流を占めていた．しかし，RIA法は管理施設の必要や放射線被曝など種々の問題がある．そのため現在では，アイソトープを用いないnon-RIA法として，EIA法やCLIA法が急速に普及している．これらの免役学的方法の特徴は，特異性が高いこと，微量の検体で測定できることなどである．一般に，100μl程度の血清や血漿で正確に微量のホルモン量を測ることが可能である．その他の方法として，カテコールアミンの測定にはHPLC（高速液体クロマトグラフィ）が用いられる．現在，機器や試薬の技術が格段に進歩した結果，これらの抗原抗体反応やHPLCによる分析は自動分析装置によって，比較的容易に再現性よく測定されるようになっている．

3. 負荷試験の意義

ホルモン測定には基礎値の測定と薬物などの負荷試験による測定がある．通常の基礎値の測定により，異常低値で機能低下が疑われる場合には分泌刺激試験を行う．刺激してもホルモンが分泌されないことを確かめるのである．また，逆に基礎値が異常高値で，機能亢進が疑われる場合には薬物負荷による抑制試験を行う．抑制しても低下しないことを確かめる．このような負荷試験は，時間もかかり薬物の影響も出るので，患者にとっては負担になることもある．検査の意義・内容，起こり得る副作用について熟知して，医師とともに検査前に患者に説明しておく必要がある．また，ホルモンの中にはストレスによって変動するものも多い．できるだけ，患者がゆったりした気分で検査を受けられるような雰囲気づくりや対応を心がける必要がある．表2-4-4に代表的な負荷試験の一覧を掲げた．

B 下垂体前葉ホルモンの検査

下垂体は約500mgの小さな器官で，脳底部のトルコ鞍とよばれる袋状の骨の中に収まっている．前部（前葉）と後部（後葉）にわかれるが，前葉が約3/4を占める．下垂体前葉は甲状腺，副腎，性腺などのホルモン分泌を中枢でコントロールする最も重要な内分泌器官である．下垂体前葉細胞からは，6種のホルモンが分泌されている．すべての下垂体前葉ホルモンが低下する病態（汎下垂体前葉機能不全）や，いくつかの下垂体前葉ホルモンが減少する場合もあるが，GH産生腫瘍やACTH産生腫瘍のように単独のホルモンが増加したり減少したりする病態が多い．

1. 成長ホルモン growth hormone（GH）

● 基礎知識 ●

アミノ酸191個，分子量約21,500のペプチドホルモンである．視床下部のGH放出ホルモン（GRH）により分泌が促進され，GH抑制ホルモン（ソマトスタチン）により抑制される．分泌されたGHは肝臓でソマトメジン-C（IGF-I）の産生を介して，骨端部軟骨の増殖を促進し身長の増加をうながす．また，タンパク合成作用，脂肪分解作用，抗インスリン作用を有する．

表2-4-4 ホルモン負荷試験

ホルモン	分泌刺激試験	分泌抑制試験
GH	GRH試験 インスリン アルギニン L-ドーパ グルカゴン・プロプラノロール	ブドウ糖負荷試験
PRL	TRHテスト	L-ドーパ ブロモクリプチン
ACTH	CRH インスリン メトピロン リジンバゾプレシン	デキサメサゾン
TSH	TRH	T3
LH	LH-RH クロミフェン	
FSH	LH-RH クロミフェン	
ADH	水制限試験 高張食塩水負荷試験	水負荷試験
インスリン	経口ブドウ糖負荷試験 グルカゴン	
コルチゾール	ACTH試験	デキサメサゾン
アルドステロン	フロセミド 立位負荷試験	

● 検査の意義 ●
　末端肥大症・巨人症や下垂体性小人症の診断に役立つ．
● 基準値 ●
　男性　　1.5 ng/ml 以下
　女性　　0.2～9.0 ng/ml（早期空腹時）
● 検査結果の解釈 ●
　［高値］末端肥大症，巨人症
　［低値］下垂体性小人症
　下垂体性小人症が疑われた場合には，表2-4-5に示すような各種のGH分泌刺激試験が行われる．
● 注意事項 ●
　GHの分泌は常に一定ではなく，律動的に行われる．夜間の睡眠時に多量に分泌されるなど日内変動が大きい．また，運動，食事，ストレスでも増加する．したがって，1回だけの血液採取の結果によって異常か否かを判断することは困難なことも多い．
　インスリンによるGH刺激試験は低血糖を介するものなので，危険を伴う場合がある．細心の注意が必要である．

表2-4-5　成長ホルモン（GH）分泌刺激試験

	基準値
インスリン	10ng/ml以上
アルギニン	10ng/ml以上
L-ドーパ	10ng/ml以上
グルカゴン・プロプラノロール	15ng/ml以上
GRH試験	10ng/ml以上

注）ブドウ糖負荷試験: GH分泌抑制試験で、正常では、5ng/ml以下に低下する．末端肥大症の診断に役だつ．

2. プロラクチン　prolactin（PRL）

●基礎知識●
アミノ酸199個，分子量22,000のペプチドホルモンである．主な生理作用は，出産後の乳汁分泌作用である．PRLは乳管を収縮させて乳汁を分泌させる．男性での生理的な意義については明らかでない．

●検査の意義●
プロラクチノーマ（PRL産生下垂体腫瘍）などPRL分泌の異常を呈する疾患の診断に役立つ．

●基準値●
男性　1〜10 ng/ml
女性　1〜15 ng/ml

●検査結果の解釈●
［高値］プロラクチノーマ，視床下部・下垂体系疾患，キアリ-フロンメル症候群 Chiari-Frommel症候群，原発性甲状腺機能低下症，腎不全，妊娠，種々の薬物服用（エストロゲン製剤，ドーパミン拮抗薬）

血中PRLが300ng/ml以上と著しい高値の場合には，大部分がプロラクチノーマである．視床下部や下垂体茎の疾患でPRLが上昇する理由は，視床下部からPRL分泌を抑制する因子（ドーパミン）が分泌されているが，視床下部の障害ではPRL分泌の抑制がとれるため，結果としてPRL濃度は上昇する．また，種々の薬物のうち，ドーパミン拮抗薬（ドンペリドン，シメチジン，クロルプロマジン，メトプラプラミドなど）によってPRLは上昇する．

［低値］下垂体機能低下症，薬剤（ドーパミン）の投与

●注意事項●
PRLは妊娠，授乳によって増加したり，種々の薬剤の影響をうける．したがって，血中PRLの異常がみられたときは，下垂体疾患や視床下部疾患の精密検査を始める前に，PRL異常をきたす薬物服用，妊娠の有無，腎不全の有無，原発性甲状腺機能低下症の有無をチェックする必要がある．

3. 副腎皮質刺激ホルモン adrenocortico trophic hormone（ACTH）

●基礎知識●

アミノ酸39個，分子量4,500のペプチドホルモンである．視床下部のCRH（ACTH放出ホルモン）により分泌を促進され，コルチゾールにより抑制される．分泌されたACTHは副腎皮質に作用して，コルチゾール，アルドステロンの合成・分泌を促進する．副腎外作用として，メラニン細胞刺激作用を有し，皮膚や粘膜に黒色の色素沈着を起こす．

●検査の意義●

視床下部-下垂体-副腎皮質系の疾患の診断に役立つ．

●基準値●

5 ～ 40 pg/ml

●検査結果の解釈●

[高値] クッシング病（ACTH産生下垂体腺腫），アジソン病，ネルソン症候群

アジソン病やネルソン症候群でACTHが増加するのは，原発性副腎機能不全によりコルチゾールが低下したため，フィードバックにより下垂体のACTH分泌が増加するためである．

[低値] 下垂体前葉機能低下症（シモンズ病，シーハン症候群），副腎皮質腫瘍によるクッシング症候群，副腎皮質ホルモン剤長期服用

副腎皮質腫瘍によってACTHが低下するのは，コルチゾール増加のためのフィードバック作用のためである．副腎皮質ホルモン服用によるACTH低下も同様の理由である．

●注意事項●

日内変動がある（夜間に低く，早朝から高くなる）．ストレスにより増加する．採血の痛みでも上昇するので，針刺しのストレスをできるだけ軽減する工夫が必要である．採血は早期空腹時，30分以上の安静臥床の後に行う．検体はEDTA入り採血管に採取した血漿を用いる．

4. 甲状腺刺激ホルモン thyroid stimulating hormone（TSH）

●基礎知識●

分子量28,000の糖タンパクである．視床下部のTSH放出ホルモン（TRH）により分泌が刺激され，甲状腺ホルモン（主にT_3）によって分泌が抑制される．下垂体のTSHと甲状腺のT_3，T_4の分泌の間には，フィードバック機構がはたらいている．たとえば，慢性甲状腺炎などで甲状腺ホルモンが低下すると，TSHは増加し，バセドウ病などで甲状腺ホルモンが増加すると，TSHは低下する．TSHは甲状腺を刺激して甲状腺ホルモンの合成・分泌をうながし，甲状腺組織の増殖を促進する．

●検査の意義●

視床下部-下垂体-甲状腺系の異常を診断する上で最も重要である．近年，血中TSHの測定は非常に高感度になった．現在，0.01 μU/mlという低濃度まで測定可能である．その結果，TSHの測定だけで正常人と未治療のバセドウ病患者の区別ができるようになった．現在，TSHの測定は甲状腺機能検査の中で最も有用なものと考えられている．

◉基準値◉

0.3〜4.0 μU/ml

◉検査結果の解釈◉

[高値] 原発性甲状腺機能低下症，TSH産生腫瘍

原発性甲状腺機能低下症でTSHが増加するのは，T_4，T_3が低下したためのフィードバックの結果である．TSH産生腫瘍はきわめてまれな疾患である．

[低値] バセドウ病，無痛性甲状腺炎，亜急性甲状腺炎，下垂体機能不全

バセドウ病や無痛性甲状腺炎，亜急性甲状腺炎などの甲状腺機能亢進症でTSHが低下するのは，T_4，T_3が増加したためのフィードバックの結果である．

◉注意事項◉

TSH低値の場合，大部分は甲状腺機能亢進症と考えられるが，それを確実にするには同時に甲状腺ホルモンも測定する必要がある．TSH低下の原因として，甲状腺機能亢進症以外に薬物による影響やTSHの測定精度の問題もあるからである．

5. 黄体形成ホルモン　luteinizing hormone（LH）

◉基礎知識◉

分子量約30,000の糖タンパクである．視床下部のGnRH（またはLH-RH）（下垂体性ゴナドトロピン放出ホルモン）により分泌を促進される．女性では卵巣に作用して排卵をうながし，FSHとともに卵胞発育を促進する．男性では，精巣の間質細胞（ライディッヒ Leydig細胞）に作用して，男性ホルモンであるテストステロンの生成・分泌をうながす．

◉検査の意義◉

視床下部-下垂体-性腺系（卵巣，精巣）の異常の診断に役立つ．

女性では，月経異常や不妊症がある場合，視床下部-下垂体-卵巣系のどこに原因があるか調べるため測定する．主として婦人科領域で行われるGnRH負荷試験（GnRHを静注してLH，FSHを測定）は，月経異常，不妊症の原因診断のために行われる．下垂

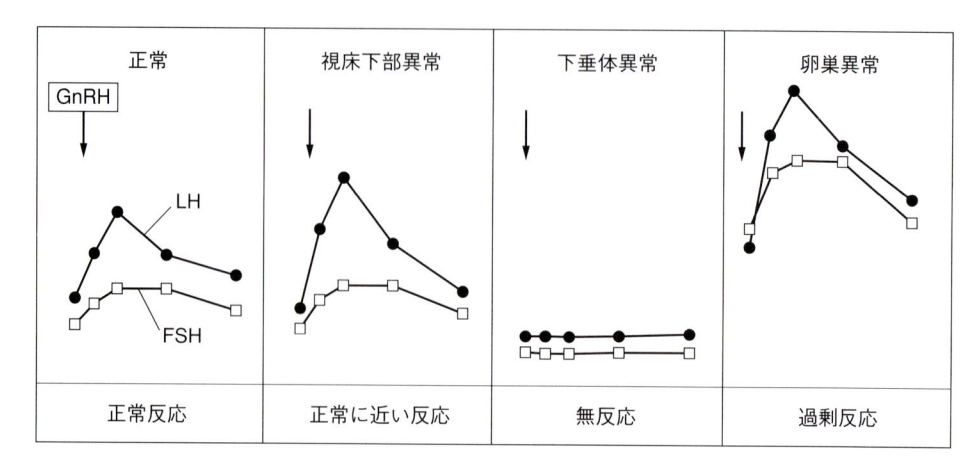

図2-4-2　GnRH試験におけるLH，FSHのパターン

体・視床下部のいずれに異常があるかを知るための重要な診断手段である（図2-4-2）．

● 基準値 ●

女性　卵胞期　1〜 8 mU/ml　　男性　1〜6 mU/ml
　　　排卵期　5〜35
　　　黄体期　1〜 8
　　　閉経期　8〜38

● 検査結果の解釈 ●

[高値] 原発性卵巣機能不全（ターナー症候群など），原発性精巣機能不全（クラインフェルター症候群など），睾丸性女性化症，多嚢胞性卵巣症候群，更年期，閉経後，中枢性思春期早発症

原発性性腺機能不全（ターナー症候群，クラインフェルター症候群など）でLHが高値になるのは，卵巣ホルモンや精巣ホルモンの低下のため，フィードバックによって増加したものである．更年期や閉経後にLHが上昇するのも同様の理由による．中枢性思春期早発症（性早熟症）では，下垂体からのLH増加が原因である．

[低値] 下垂体前葉機能低下症，神経性食思不振症，カルマン症候群

● 注意事項 ●

性周期により異なる（排卵期に非常に高く，卵胞期，黄体期で低い）．閉経後は著しく高値になる．薬剤の影響（糖質ステロイド，性ステロイド，向精神薬）を受ける．男性では低値．

6. 卵胞刺激ホルモン　follicle stimulating hormone（FSH）

● 基礎知識 ●

分子量約32,000の糖タンパクである．LHと同様に，視床下部のGnRHにより合成・分泌が促進される．女性では卵巣に作用して卵胞成熟を促進する．男性では，精巣に作用して精子形成を促す．

● 検査の意義 ●

FSH測定の意義はLHとほぼ同様で，視床下部-下垂体-性腺系（卵巣，精巣）の異常の診断に役立つ．女性では月経異常や不妊症がある場合，視床下部-下垂体-卵巣系のどこに原因があるか調べるため測定する．

● 基準値 ●

女性　卵胞期　5〜15 mU/ml　　男性　2〜9 mU/ml
　　　排卵期　5〜15
　　　黄体期　2〜 9
　　　閉経期　26〜114

● 検査結果の解釈 ●

[高値] 原発性卵巣機能不全（ターナー症候群など），原発性精巣機能不全（クラインフェルター症候群など），睾丸性女性化症，更年期，閉経後，中枢性思春期早発症，

原発性性腺機能不全（ターナー症候群，クラインフェルター症候群など）でFSHが高値になるのは，卵巣ホルモンや精巣ホルモンの低下のため，フィードバックによって

増加したものである．更年期や閉経後にFSHが上昇するのも同様の理由による．中枢性思春期早発性（性早熟症）では下垂体からのFSH増加が原因である．

　　［低値］下垂体前葉機能低下症，神経性食思不振症，カルマン症候群
●注意事項●

　性周期により異なる（黄体期で低く，卵胞期から排卵期に上昇する）．閉経後は著しく高値になる．薬剤の影響（糖質ステロイド，性ステロイド，向精神薬）を受ける．男性では低値．

C 下垂体後葉ホルモンの検査

　下垂体後葉からは，抗利尿ホルモンであるADH（anti diuretic hormone）と，子宮収縮を主な作用とするオキシトシンが分泌される．

1. 抗利尿ホルモン　anti diuretic hormone（ADH）

●基礎知識●

　アミノ酸9個，分子量約1,100の小さなペプチドホルモンである．視床下部の視索上核や室傍核で作られて，神経軸索をとおり下垂体後葉に蓄えられる．ADHは，腎集合管の細胞にはたらいて，水の再吸収を促進するホルモンで，欠乏すると多尿になる．血液中の水分が減少して血清浸透圧が上昇すると，下垂体後葉から分泌されて，水が失われないようにはたらく．逆に血液中の水分が増加して血清浸透圧が低下すると，ADHの分泌は抑制される．

●検査の意義●

　下垂体後葉機能の異常の診断に役立つ．

●基準値●

　0.3〜3.5 pg/m*l*

●検査結果の解釈●

　　［高値］ADH分泌異常症（SIADH）（肺がんなどの一部でみられる），異所性ADH産生腫瘍，腎性尿崩症
　　［低値］汎下垂体機能低下症，中枢性尿崩症（いわゆる尿崩症），心因性多飲症
　中枢性尿崩症では水制限試験，高張食塩水負荷によって，血清浸透圧を上昇させても尿量は減少せずADHも増加しないが，心因性多飲症ではADHが増加する点が，両者を鑑別するポイントである．なお，ADHに対するレセプター異常が原因である腎性尿崩症では，血中ADHは低下せず，むしろ上昇する点が特徴である．

●注意事項●

　飲水により低下し，飲水制限により増加する．通常，30分安静臥床後に採血する．検体としては，EDTA入り採血管に採取された血漿を用いる．

D 甲状腺ホルモンの検査

　甲状腺は前頸部の気管両側の側壁に付着して存在し，右葉と左葉の両葉からなる．甲

状腺からは甲状腺ホルモン（T_3: トリヨードサイロニン，T_4: サイロキシン）が産生・分泌されるが，下垂体からのTSHによりコントロールされている．甲状腺からは主としてT_4が分泌される．血中T_3の7割以上は，肝臓などの臓器でT_4から脱ヨード反応によってできたものである．また，血中に存在するT_4，T_3はその大部分がタンパク〔甲状腺ホルモンと結合タンパク（サイロキシン結合グロブリン（TBG）など）〕と結合している．ホルモンとしての生理活性をもつ遊離T_4（FT_4）や遊離T_3（FT_3）はわずかで，それぞれ全体の0.03％，0.3％にすぎない．従来の甲状腺ホルモン測定法は総T_4や総T_3の測定であった．これは，TBGの増減に影響されて，妊娠などでは見かけ上高値になる．しかし，近年一般的に行われるようになったFT_4，FT_3は結合タンパクの影響をうけないために，より優れた甲状腺機能検査である．

1. 遊離サイロキシン free T_4（FT_4）

●基礎知識●

T_4はアミノ酸の一種であるチロシン分子2個が縮合しヨードを4個結合した分子量778のアミンである（図2-4-3）．T_4のうち，タンパクと結合していないFT_4は全体の0.03％である．T_4は下垂体のTSHの刺激によって分泌され，末梢の脱ヨード反応によってT_3にかわって，細胞核内のT_3レセプターと結合して，甲状腺ホルモンとしての作用（酸素消費量の増加，代謝の促進）を発揮する．

●検査の意義●

甲状腺機能状態を知るために重要な基本的な検査である．

●基準値●

0.8～2.2 ng/ml

●検査結果の解釈●

［高値］バセドウ病，無痛性甲状腺炎，亜急性甲状腺炎，プランマー病

バセドウ病では，甲状腺で自律性に甲状腺ホルモンの産生・分泌がともに亢進している．一方，無痛性甲状腺炎，亜急性甲状腺炎では，甲状腺濾胞の破壊が起こり，ホルモンが血中に漏出した状態である．プランマー病は，甲状腺腺腫で腺腫部分から甲状腺ホルモンの産生が過剰に起こった状態である．

以上の疾患ではFT_4の増加のために，下垂体-甲状腺系のネガティブフィードバックによって，下垂体からのTSH分泌は低下して，ほとんどは測定感度以下となる．

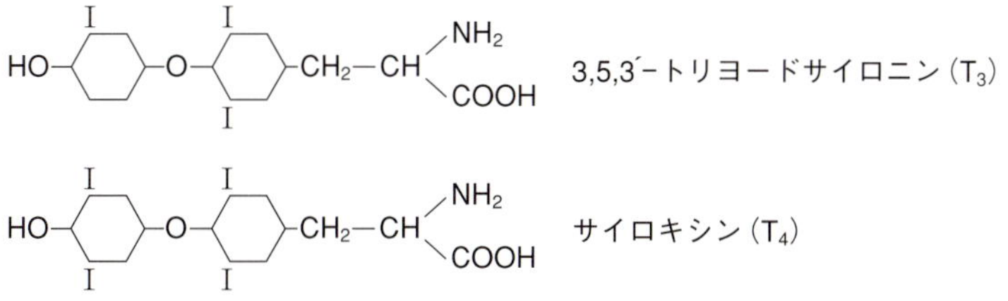

図2-4-3　T_3，T_4の分子構造

[低値] 原発性甲状腺機能低下症，下垂体性甲状腺機能低下症，視床下部性甲状腺機能低下症，クレチン症

　低値の場合は大部分が慢性甲状腺炎による原発性甲状腺機能低下症である．この場合フィードバックによってTSHは上昇する．下垂体性，視床下部性の甲状腺機能低下症はまれである．この場合，FT₄は低下しており，TSHも低下または正常範囲であることが特徴である．

● 注意事項 ●

　まれではあるが，患者血中に抗T₄抗体がある場合には，FT₄の測定値は見かけ上異常高値あるいは異常低値（測定法により異なる）を呈することがある．この場合は測定法を変えて検査する．

2. 遊離トリヨードサイロニン　free triiodothyronine（FT₃）

● 基礎知識 ●

　T₃はアミノ酸の一種であるチロシン分子2個が縮合しヨードを3個結合した分子量651のアミンである（図2-4-3）．T₃のうち，タンパクと結合していないFT₃は全体の0.3％である．T₃は下垂体のTSHの刺激によって甲状腺からも分泌されるが，T₃の多くは末梢の脱ヨード反応によってT₄から変換されてきたものである．T₃は，細胞核内のT₃レセプターと結合して，甲状腺ホルモンとしての作用（酸素消費量の増加，代謝の促進）を発揮する．

● 検査の意義 ●

　甲状腺機能の診断に役立つ．FT₄とほぼ同様の意義を有する．高値では甲状腺機能亢進状態を表し，低値では甲状腺機能低下状態を示す．

● 基準値 ●

　3.0〜5.8 pg/ml

● 検査結果の解釈 ●

[高値] バセドウ病，無痛性甲状腺炎，亜急性甲状腺炎，プランマー病

　バセドウ病では，甲状腺で自律性に甲状腺ホルモンの産生・分泌がともに亢進している．一方，無痛性甲状腺炎，亜急性甲状腺炎では，甲状腺濾胞の破壊が起こり，ホルモンが血中に漏出した状態である．プランマー病は，甲状腺腺腫で腺腫部分から甲状腺ホルモンの産生が過剰に起こった状態である．

　以上の疾患では，FT₃の増加のために，下垂体-甲状腺系のネガティブフィードバックによって，下垂体からのTSH分泌は低下して，ほとんどは測定感度以下となる．

　バセドウ病の中には，FT₄は正常化してもFT₃が増加したままのもの（T₃優位型バセドウ病）もある．このタイプは抗甲状腺剤治療を行っても寛解しにくいといわれる．

[低値] 原発性甲状腺機能低下症，下垂体性甲状腺機能低下症，視床下部性甲状腺機能低下症，低T₃症候群

　低値の場合は大部分が慢性甲状腺炎による原発性甲状腺低下症である．この場合フィードバックによってTSHは上昇する．また，原発性甲状腺機能低下症の場合，血中のFT₄は低下してTSHは上昇していても，FT₃が正常範囲に保たれている状態が多くみられる．これは，生体の適応反応として，できる限りT₃を低下させない仕組みがはたら

いているためである．下垂体性，視床下部性の甲状腺機能低下症はまれである．この場合，FT_3は低下しており，TSHも低下または正常範囲であることが特徴である．

また，甲状腺に疾患がなく甲状腺以外の重症疾患などで末梢での5'脱ヨード酵素の活性低下による，T_3の低下がある．これを低T_3症候群とよぶ．これは，FT_4，TSHは正常でFT_3が低下している状態である．FT_3は低下していても甲状腺機能低下症ではないので，甲状腺ホルモン補充などの治療は必要ない．発熱，肝硬変，糖尿病，副腎皮質ホルモン投与などでもみられる．

● 注意事項 ●

まれではあるが，患者血中に，T_3に対する自己抗体がある場合，見かけ上異常高値または異常低値を呈することがある．この場合は測定法を変えて測定する．

3. 抗TSHレセプター抗体　TSH receptor antibody（TRAb）

バセドウ病の原因は甲状腺の細胞膜にあるTSHレセプターに対する自己抗体である．これをTSHレセプター抗体〔TRAb（TSH receptor antibody）またはTBII（TSH binding inhibitor immunoglobulin）〕とよぶ．この抗体は甲状腺を刺激して過剰にホルモンを産生し，甲状腺を腫大させる．

● 基礎知識 ●

TSHレセプター抗体はバセドウ病患者の9割以上で認められる．バセドウ病発症の原因であり，治療により低下してバセドウ病の治癒をもたらす．

● 検査の意義 ●

バセドウ病の診断に最も重要な検査である．甲状腺ホルモンが増加する状態（甲状腺機能亢進症）の原因はバセドウ病以外に無痛性甲状腺炎，亜急性甲状腺炎もあるが，TSHレセプター抗体はバセドウ病の90％以上で陽性となり，診断に役立つ．無痛性甲状腺炎・亜急性甲状腺炎では陰性である．

● 基準値 ●

15％以下

● 検査結果の解釈 ●

［高値］バセドウ病，特発性粘液水腫

バセドウ病の治療後，TRAbは徐々に低下する．TRAbはバセドウ病の原因物質で，これが低下しないときはなおりにくい．抗甲状腺薬を中止した後，バセドウ病が再発しないためには，TRAbが陰性化していることが必要条件である．

● 注意事項 ●

バセドウ病以外でTRAbが陽性となる疾患に，特発性粘液水腫による甲状腺機能低下症がある．このとき認められるTSHレセプター抗体は，甲状腺を刺激せず，TSHレセプターと結合して，TSHの作用を阻害することにより，甲状腺機能低下症を起こすもので，阻害型TRAb（または，TSBAb）とよばれる．

4. 抗甲状腺ペルオキシダーゼ抗体　anti thyroid peroxidase antibody（抗TPO抗体）

● 基礎知識 ●

バセドウ病や慢性甲状腺炎（橋本病）は，甲状腺組織に対する自己抗体ができるため

に起きる疾患で，甲状腺自己免疫疾患とよばれる．バセドウ病，慢性甲状腺炎では以前から，甲状腺細胞内のマイクロゾーム分画と反応する自己抗体が多くみられることが知られており，これを抗マイクロゾーム抗体とよんでいた．凝集法によって，この抗マイクロゾーム抗体を検出する検査は，マイクロゾームテストという名で知られている．近年，このマイクロゾーム抗体が結合する抗原は，マイクロゾーム分画の中の甲状腺ペルオキシダーゼ（TPO）であることが明らかになった．そのため，かつてのマイクロゾーム抗体は，現在では抗TPO抗体とよばれており，RIA法やELISA法などの定量法によって測定されている．

●検査の意義●
バセドウ病，慢性甲状腺炎の診断に役立つ．

●基準値●
0.2 U/m*l* 以下

●検査結果の解釈●
[高値] 慢性甲状腺炎，バセドウ病
バセドウ病，慢性甲状腺炎の両者で高値となるので，両者の鑑別には役立たない．

●注意事項●
健常人でも高値を呈する例がある．特に女性では，10%以上が正常範囲を超える．

5. 抗サイログロブリン抗体　anti thyroglobulin antibody（抗Tg抗体）

●基礎知識●
バセドウ病，慢性甲状腺炎では甲状腺に固有のタンパク質であるサイログロブリンに対する自己抗体がみとめられる．従来は，凝集法（サイロイドテスト）が行われていたが，近年，定量法が行われるようになった．定量法は，感度も特異性も著しく向上したため，甲状腺自己免疫疾患（特に慢性甲状腺炎）の診断に役立っている．

●検査の意義●
バセドウ病，慢性甲状腺炎で増加する．

●基準値●
0.3 U/m*l* 以下

●検査結果の解釈●
[高値] 慢性甲状腺炎，バセドウ病
バセドウ病，慢性甲状腺炎の両者で増加するので，これらの鑑別には役立たない．

●注意事項●
健常人でも一部で高値を呈する例がある．特に女性では多く，10%以上が正常範囲を超える．

6. カルシトニン　calcitonin

●基礎知識●
甲状腺には，T_4 や T_3 を生成し分泌する甲状腺濾胞細胞と，それ以外の傍濾胞細胞（C細胞）が存在する．この傍濾胞細胞からは，アミノ酸32個からなるペプチドホルモンのカルシトニンが分泌される．カルシトニンは血中Caを低下させる．

◉検査の意義◉

甲状腺髄様がんの診断および甲状腺髄様がんの手術後の経過観察に役立つ．甲状腺髄様がんは甲状腺C細胞のがんで，甲状腺悪性腫瘍の一つである．家族性に発症するもの，単発性のものがあり，カルシトニンを多量に分泌する．

◉基準値◉

100 pg/ml 以下

◉検査結果の解釈◉

［高値］甲状腺髄様がん（最も重要）．その他，高カルシウム血症，腎不全

◉注意事項◉

Ca摂取により増加するので，早朝空腹時採血が望ましい．

E 副甲状腺ホルモンの検査

副甲状腺は甲状腺の背面に上下左右に1個ずつ計4個存在する．合わせて約120 mgという小さな器官であるが，Ca調節因子として重要なホルモンであるPTHを産生・分泌する．

1. 副甲状腺ホルモン parathyroid hormone（PTH）

◉基礎知識◉

PTHはアミノ酸84個，分子量9,500のペプチドホルモンである．腎からのCa再吸収，骨からのCa遊離などによって，血中のCa濃度を上昇させる．また，腎からのP再吸収を抑制して血清Pを低下させる．一方，副甲状腺からのPTH分泌は血中Ca濃度の低下によって促進される．

◉検査の意義◉

高カルシウム血症，低カルシウム血症などCa・Pの代謝異常の診断・病態解析に役立つ．

◉基準値◉

6.5～59.7 pg/ml（インタクトPTH）

付記）PTHの測定は，使用される抗体がPTH分子構造のどの部分を抗原としているかによって種々のものがある．インタクトPTHはPTH分子の全体を認識して測定すると考えられている．

◉検査結果の解釈◉

［高値］1）原発性副甲状腺機能亢進症〔副甲状腺の腫瘍（主として良性腺腫）によりPTHの生成・分泌が増加］．2）続発性副甲状腺機能亢進症（慢性腎不全などによる低Ca血症に反応してPTHが増加）．3）偽性副甲状腺機能低下症（腎尿細管のPTHレセプターの異常のため，代償性にPTHが増加）．

［低値］1）特発性副甲状腺機能低下症，2）副甲状腺切除後の副甲状腺機能低下症，3）悪性腫瘍などによる高Ca血症のため，反応性にPTHが低下する場合．

◉注意事項◉

食事中のCa摂取によりPTHは低下するので，早朝空腹時採血が望ましい．

F 副腎皮質ホルモンの検査

副腎は両側の腎臓の上に帽子をかぶせたような格好で左右に1個ずつ存在する．皮質と髄質にわかれるが，皮質が80%を占める．副腎皮質は，図2-4-4に示したように3層にわかれ，それぞれ別のホルモンが分泌される．表層に近い球状層からはアルドステロンなど鉱質コルチコイドが，真ん中の束状層からはコルチゾールなど糖質コルチコイドが，中心に近い網状層からはデヒドロエピアンドロステロン（DHES）など副腎性男性ホルモンが分泌される．おのおのの副腎皮質ホルモンはコレステロールを原料として種々の酵素反応を経て生成される（図2-4-5）．

1. コルチゾール　cortisol

●基礎知識●

コルチゾールは生体にとって最も重要なステロイドホルモンである．下垂体のACTHによって，副腎皮質の束状層で作られ分泌される．糖新生，抗炎症，タンパク異化などの作用を有し，代謝されて尿中に17-OHCSとして排泄される．

●検査の意義●

視床下部-下垂体-副腎系の異常の診断に役立つ．

●基準値●

5〜25μg/dl（午前8〜9時）

●検査結果の解釈●

[高値] 1) 副腎皮質に原因がある場合〔副腎皮質腫瘍（腺腫，がん）・過形成〕，2) 下垂体のACTH産生腺腫（クッシング病），3) 異所性ACTH産生腫瘍の3つがある．以上をまとめて，クッシング症候群というが，病因鑑別のための診断方法を（表2-4-6）に示す．

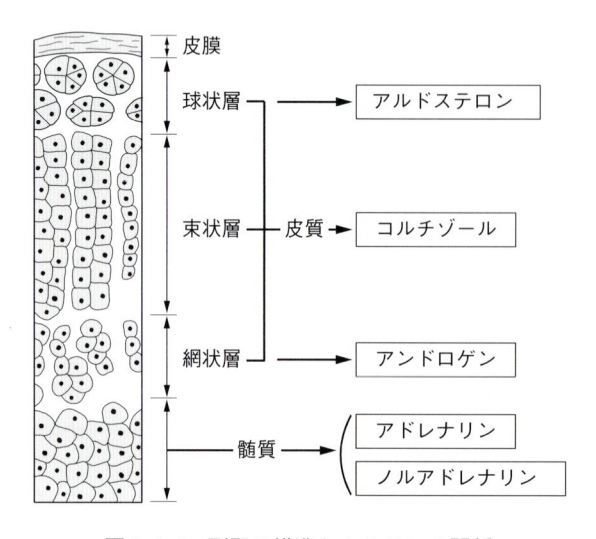

図2-4-4　副腎の構造とホルモンの関係

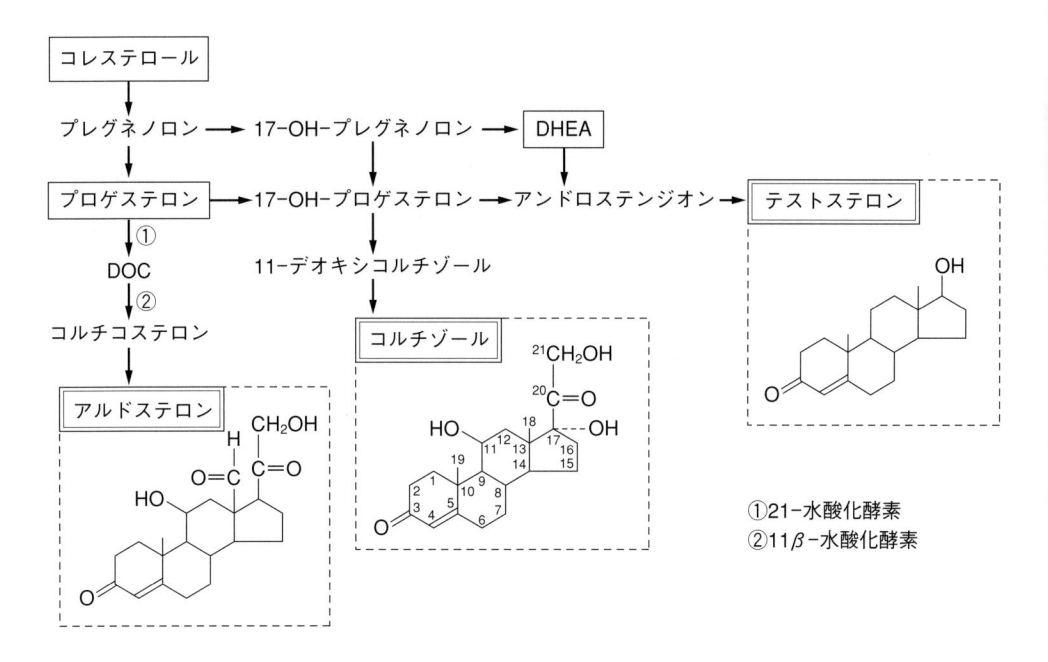

図 2-4-5　副腎皮質ホルモンの合成経路

①21-水酸化酵素
②11β-水酸化酵素

表 2-4-6　クッシング症候群の鑑別

	コルチゾール	ACTH	CRH試験（ACTH測定）	デキサメサゾン抑制試験(2mg)	デキサメサゾン抑制試験(8mg)	メトピロンテスト(17-OHCS測定)	副腎シンチグラム
下垂体腺腫（クッシング病）	↑	↑	↑↑	抑制（−）	抑制（＋）	↑↑	（両側過形成）
副腎腫瘍（腺腫, がん）	↑	↓	→	抑制（−）	抑制（−）	→	（片側のみ取り込み↑）
異所性ACTH産生腫瘍	↑	↑↑	→	抑制（−）	抑制（−）	→	（両側過形成）
正常	→	→	↑	抑制（＋）	抑制（＋）	↑	（正常）

［低値］1）アジソン病など原発性副腎機能不全，2）下垂体機能不全による二次性副腎不全がある．

●注意事項●

日内変動がある（朝方に高く，夜間に低い）．また，種々のストレスで増加する．したがって，早朝空腹時30分安静臥床後に採血する．検体としては，血漿または血清であるが，ACTHの測定と同時に行われることが多いので血漿を用いることが多い．血漿のときはEDTA入り採血管に採取する．

2. アルドステロン　aldosterone

●基礎知識●

アルドステロンは副腎の球状層から分泌されるミネラルコルチコイドである．レニン-アンジオテンシン系を介してアンジオテンシンIIの刺激や，下垂体のACTH刺激，K^+により分泌が調節される．主な作用は，腎の遠位尿細管でNa再吸収を促進し，K^+・H^+の排泄を促進する．アルドステロンの過剰状態では，代謝性アルカローシスを呈し，欠乏状態では代謝性アシドーシスになる．

●検査の意義●

レニン-アンジオテンシン-アルドステロン系の異常，下垂体-副腎皮質系の異常の診断に役立つ．また，血液中の電解質（Na^+，K^+）やpHの異常があるとき原因診断に役立つ．内分泌性高血圧症の原因診断に役立つ．

●基準値●

30～200 pg/m*l*（随時採血）

●検査結果の解釈●

［高値］1）副腎原発性の分泌増加〔原発性アルドステロン症（腺腫），特発性アルドステロン症（過形成）〕．この場合，レニン活性が低下している．2）続発性アルドステロン症〔レニン-アンジオテンシン系の賦活により，二次的にアルドステロンの分泌増加をきたした病態である．原因としては，レニン分泌が増加する病態で，①浮腫性疾患（ネフローゼ，肝硬変，うっ血性心不全），②循環血液量の減少（出血），③腎虚血性疾患（悪性高血圧，腎血管性高血圧）などがある．

［低値］1）原発性副腎機能不全（アジソン病），2）続発性副腎機能不全がある．

●注意事項●

食塩摂取，体位，薬物の影響により変動する．また，朝高く夜間に低い，日内変動もある．したがって，早朝空腹時，安静臥床後に採血するのが原則である．立位歩行で2倍程度増加し，食塩摂取で低下する．降圧利尿剤で増加，ACE阻害剤で低下する．検体としては血清，血漿いずれでもよいが，一般にアルドステロンとレニン活性（血漿で測定）は同時に測定依頼されるので，血漿で行われるのが一般的である．

G　副腎髄質ホルモンの検査

副腎髄質は，発生学的には交感神経の節後線維にあたる．したがって，分泌されるの

は，交感神経からの化学伝達物質と同じで，アドレナリン，ノルアドレナリンである．これらはカテコールアミンと総称される．交感神経末端からはノルアドレナリンの分泌が多いが，副腎髄質からはアドレナリンが多く分泌される．カテコールアミンの作用はα作用とβ作用とに分けられるが，アドレナリンは主としてβ作用（心拍数増加，心収縮力増加，血管拡張，気管支拡張作用など）を有し，ノルアドレナリンは主としてα作用（末梢血管収縮作用，血管上昇作用など）をもつ．

1. 尿中カテコラミン　urine catecholamine

●基礎知識●
血中カテコラミンの濃度はストレスなどにより変動しやすいため，カテコラミンの1日分泌量を調べる場合には尿中への排泄量が測定される．測定法には高速液体クロマトグラフィ（HPLC）が用いられる．

●検査の意義●
副腎髄質からのカテコラミン（アドレナリン，ノルアドレナリン）の分泌状態を知る（特にアドレナリン濃度は副腎髄質からの分泌量を反映する）．褐色細胞腫の診断に有用である．

●基準値●
尿中アドレナリン3〜15 μg/日，尿中ノルアドレナリン20〜120 μg/日

●検査結果の解釈●
[高値] 褐色細胞腫，交感神経芽細胞腫
[低値] 家族性自律神経失調症

●注意事項●
種々のストレス（低血糖，体位，運動）で増加する．バナナ，バニラ，チョコレート摂取のための偽高値がみられる．また，本来は高値であるのに，酸性蓄尿しなかったためカテコールアミンが分解して偽低値を示す場合もある．検体は，6N塩酸30mlを加えた蓄尿ビンで24時間蓄尿し，尿量を測定して一部を検査に提出する．

2. 血中カテコラミン　plasma catecholamine

●基礎知識●
カテコラミンの分泌は一定ではなく律動的であるため，1回の採血結果では副腎髄質からの分泌増加を証明されないことがある．その点，1日蓄尿の尿中カテコラミンの定量が優れている．ただし，局所からの分泌増加を証明するための副腎静脈採血には，血中カテコラミンの測定が適している．血中カテコラミン（アドレナリン，ノルアドレナリン，ドーパミン）の測定には，高速液体クロマトグラフィ（HPLC）が用いられる．

●検査の意義●
副腎髄質からのカテコラミン（アドレナリン，ノルアドレナリン）の分泌状態を知ることができる．特に褐色細胞腫の診断に用いられる．

●基準値●
血中アドレナリン120 pg/ml以下，血中アドレナリン500 pg/ml以下

●検査結果の解釈●
[高値] 褐色細胞腫，交感神経芽細胞腫
[低値] 家族性自律神経失調症
●注意事項●
種々のストレスにより増加する．採血時の痛みによっても増加するので，影響を軽減する工夫が必要である．30分間仰臥位で安静後に採血するのが望ましい．測定検体には血漿を用いる．

H 男子性腺ホルモンの検査

男性では精巣から男性ホルモン（テストステロン）が分泌される．副腎皮質の網状層からも副腎性アンドロゲン〔DHES（デヒドロエピアンドロステロン）など〕が分泌されるが，男性ホルモンとしての作用はテストステロンの数十分の一である．

1. テストステロン　testosterone

●基礎知識●
テストステロンは，精巣のライディッヒ細胞で作られる男性ホルモンである．下垂体からのLHにより，生成・分泌が調節される．テストステロンは男性の第二次性徴発現をつかさどる最も強力な男性ホルモンである．血中では，大部分がタンパクと結合しており，生理作用を有するフリーテストステロンは2〜3%である．女性では副腎から分泌されるアンドロステンジオンが末梢で変換されてテストステロンとなる．
●検査の意義●
男性の不妊症や男性機能低下，男児の思春期早発や遅延の診断に役立つ．
●基準値●
330〜740 ng/dl（成人男性）
●検査結果の解釈●
[高値] 1) 男性では精巣間質細胞腫，特発性性早熟症，2) 女性では，男性化卵巣腫瘍，男性化副腎腫瘍，睾丸性女性化症候群，多嚢胞性卵巣症候群
[低値] 1) 原発性精巣機能不全（クラインフェルター症候群など），（この場合はLH, FSHが増加）．2) 下垂体性精巣機能不全（LH, FSHは低下）．
●注意事項●
年齢による変動が著しい．小児期では低く，思春期から成人で高くなる．60歳以降は徐々に低下する．日内変動があるので，通常は午前に採血する．食事の影響はないが，急激な運動後は上昇するのでさける．

I 女子性腺ホルモンの検査

女性では下垂体から性腺刺激ホルモン（LH, FSH），および胎盤からの絨毛性性腺刺激ホルモン（hCG）の刺激によって，卵巣からエストロゲン，プロゲステロンが産生される．

1. エストラジオール estradiol（E₂）

◉基礎知識◉

卵巣から分泌されるステロイドホルモンで，女性の第二次性徴発現をつかさどる．エストロゲンの中では，エストラジオール（E₂），エストリオール（E₃）が生理的に重要で，E₂ は最も強力な女性ホルモンである．E₂ は卵巣機能を表す重要なマーカーであり，E₃ は主として胎児胎盤機能を表す．

◉検査の意義◉

卵巣機能異常，すなわち，月経異常や不妊症の診断に役立つ．また，排卵誘発療法のさいの卵胞発育のモニタリングに使用される．

◉基準値◉

女性　卵胞期　25～100 pg/ml　　妊娠前期　2,200～7,400 pg/ml　　男性 15～60 pg/ml
　　　排卵期 150～450　　　　　　中期　　　9,000～19,000
　　　黄体期　70～220　　　　　　後期　　　16,000～33,000
　　　閉経期　35 以下

◉検査結果の解釈◉

[高値] 妊娠，エストロゲン産生腫瘍（卵巣腫瘍），卵巣過剰刺激症候群，下垂体性性腺機能亢進，副腎皮質機能亢進，思春期早発症，多胎，男性では肝疾患

[低値] 1) 卵巣機能不全，卵巣低（無）形成（ターナー症候群）（これらでは LH，FSH が高値である），2) 下垂体性性腺機能不全（LH，FSH は低下）

◉注意事項◉

年齢による変動が著しい（小児期に低く，思春期から成人で高値となり，閉経期以後低下する）．月経周期で変動が大きく，妊娠で著増する．

2. プロゲステロン　progesterone

◉基礎知識◉

プロゲステロンは黄体から分泌されるステロイドホルモンである．卵巣機能，胎盤機能を調節し，妊娠の持続作用，高体温作用を有する．非妊娠時には，下垂体の LH 急上昇期に続いて排卵が起こった後，月経黄体から分泌される．妊娠時は，週数が進むにつれて胎盤から多く分泌されるようになる．したがって，黄体機能の異常，胎盤機能の異常の診断に役立つ．

◉検査の意義◉

女性の卵巣機能，胎盤機能の重要な指標である．

◉基準値◉

女性　卵胞期 0.1～1.5 ng/ml　　妊娠前期 9.0～47 ng/ml　　男性　0.4 ng/ml 以下
　　　黄体期 2.0～28　　　　　　中期　　17～146
　　　閉経期 0.2 以下　　　　　　後期　　55～255

◉検査結果の解釈◉

[高値] 妊娠，先天性副腎過形成，男性化副腎腫瘍

[低値] 黄体機能不全，胎盤機能不全，副腎機能不全

卵胞期には 1 ng/ml 以下であるが，排卵後 7 日目には 10 ng/ml 以上のピークに達するの

が正常である．それ以下では黄体機能不全が疑われる．特に2ng/ml以下では無排卵が疑われる．妊娠中では，プロゲステロンは妊娠経過によって徐々に増量し，ピークは100〜200 ng/mlに達するが，低値の場合には子宮内胎児発育不全などの異常妊娠の可能性がある．

●注意事項●

性周期（黄体期に増加）により変動する．妊娠週数により大きく変動する．男性では，副腎，精巣から低濃度が分泌されるが，夜間に低く，早朝にかけて上昇する．

J その他のホルモン

その他のホルモンとして，視床下部ホルモン（下垂体前葉ホルモンの分泌を制御する），消化管ホルモン（ガストリンなど，消化液の分泌をうながす），ソマトメジン（成長因子），ナトリウム利尿ホルモン〔ANP（atrial natriuretic polypeptide: 心房性Na利尿ペプチド），BNP（brain natriuretic polypeptide: 脳性Na利尿ペプチド）〕などがある．ここでは，レニンとエリスロポエチンについて記載する．

1. 血漿レニン　plasma renin

●基礎知識●

レニンは，腎臓の傍糸球体細胞から分泌される分子量約37,000のタンパク質で，アンジオテンシノーゲンを分解してアンジオテンシンIを産生するホルモンである．血圧や体液量の調節機構である，レニン-アンジオテンシン系を起動させるホルモンである．レニン分泌は体液量，血圧によって調節されている．

血漿レニン活性（PRA）は，単位時間あたりにアンジオテンシノーゲンをアンジオテンシンIに変換するレニンの酵素活性として測定されている．実際に測定されるのは，アンジオテンシンIの濃度である．それに対して，レニン濃度は免疫学的方法（RIA）により，直接レニン濃度を測定する．

●検査の意義●

主として，二次性高血圧症の鑑別診断として，腎血管性高血圧（レニンが上昇）や原発性アルドステロン症（レニン低下）の診断に役立つ．

●基準値●

0.5〜2.0 ng/ml/時（血漿レニン活性）（早朝空腹時安静臥位で測定）
52〜237 pg/ml（血漿レニン濃度）

●検査結果の解釈●

通常，レニン活性とレニン濃度とは並行する．

［高値］1）循環血液量の減少（出血，脱水），Naの低下，各種浮腫性疾患，腎血管性高血圧，2）まれに傍糸球体細胞の腫瘍（レニノーマ）
［低値］1）循環血液量の増加，Naの増加（原発性アルドステロン症など），2）両側腎摘出術

●注意事項●

食塩摂取による循環血液量増加でレニンは低下し，食塩制限によってレニンは増加す

る．立位負荷・利尿剤投与によってレニンは増加する．検体としては，EDTA入り採血管に採取した血漿が用いられる．

2. エリスロポエチン　erythropoietin

エリスロポエチンは骨髄にはたらいて赤血球をふやすホルモンで，腎臓で生成・分泌される．

●基礎知識●

アミノ酸165個，分子量30,400からなる糖タンパクである．組織が低酸素状態になると，腎臓で産生が促進される．

●検査の意義●

貧血の原因，多血症の原因診断に役立つ．

●基準値●

7.4～29.8 mIU/ml

●検査結果の解釈●

［高値］再生不良性貧血，心肺疾患，高地滞在，エリスロポエチン産生腫瘍
［低値］真正多血症，腎性貧血

●注意事項●

心肺疾患や高地滞在など，血液疾患以外でも低酸素状態ではエリスロポエチンは増加する．

<池田　斉>

5 免疫血清検査

A 免疫血清総論

1. 抗原抗体反応

　　　　免疫血清検査は基本的には目的とする抗原または抗体を抗原抗体反応の応用により検出するものである．感染症の診断や経過観察のために病原微生物に特異的な抗体を測定し，また病原体に特異的な抗原の検出を行う．また膠原病をはじめとする自己免疫性疾患ではスクリーニング検査，確定診断，治療効果判定などのために炎症マーカー，自己抗体，免疫グロブリンや補体の定量などが必須である．輸血の際の血液型判定，妊娠反応，腫瘍マーカーの測定などの検査にも抗原抗体反応が用いられる．

2. 抗原，抗体の検出法

　　　　免疫血清検査では抗原抗体反応を応用した各種免疫学的測定法が用いられる．
　　1) 沈降反応: 可溶性の抗原と抗体の反応により沈降物を形成し半定量化する．ゲル内で抗原抗体反応による沈降線を形成させる二重免疫拡散法（オクタロニー法）や免疫電気泳動法はこの方法である．
　　2) 凝集反応: 赤血球や担体粒子などの表面に抗原（または抗体）を吸着させた後，対応する抗体（または抗原）を加え凝集反応を観察する方法である．担体に抗原を吸着させるのを受身凝集反応といい，抗体を吸着させるのを逆受身凝集反応とよぶ．梅毒血清反応，リウマトイド因子，感染症の抗体検査などに用いられる．
　　3) 中和反応: 病原微生物（ウイルス）の感染力や細菌の菌体外毒素を中和する抗体の活性を測定する方法である．ウイルスや細菌感染の診断に用いられる．
　　4) 補体結合反応: 感作赤血球に補体が結合して溶血する性質を利用し，抗原抗体反応に加えた補体の消費量から抗体の量を測定する方法である．感染症の抗体検査に用いられる．
　　5) 蛍光抗体法: 目的とする抗原に反応する特異抗体に蛍光色素を標識し，抗原の局在や量を測定する方法である．抗核抗体，抗平滑筋抗体などの測定に用いられる．
　　6) 免疫学的定量法: 抗原抗体反応を利用して微量の生体内物質を測定する方法として，免疫拡散法，光学的方法（ネフェロメトリー，免疫比濁法），ラジオイムノアッセイ（RIA: radioimmunoassay），エンザイムイムノアッセイ（EIA: enzyme-immunoassay）などの方法が広く用いられる．

B 感染症，炎症マーカーの検査

　生体内で感染症，外傷，腫瘍などにより炎症が起こると血清中に増加するタンパク質を急性期反応物質（acute-phase reactant）とよぶ．炎症マーカーとしての急性期反応物質は炎症の存在の確認，活動性や重症度の判定，経過の観察に有用である．急性期反応物質にはCRPをはじめとしてフィブリノーゲン，α糖タンパクであるシアル酸などがある．

　感染症の診断には病原体の分離培養，免疫血清検査，遺伝子増幅による同定などが用いられる．免疫血清検査では原因となっている病原微生物の抗原を検出する方法（抗原検出法）と感染後に生体内で作られた抗体を検出する方法（抗体検出法）があるが，抗体検出までには2週間から数カ月の時間がかかる．

1. C反応性タンパク　C-reactive protein（CRP）

●基礎知識●
　CRPは肺炎双球菌の細胞壁に存在するC多糖体と反応するタンパク質であり，炎症や組織破壊により増加する．炎症性サイトカインであるインターロイキン-1（IL-1），インターロイキン-6（IL-6），腫瘍壊死因子（TNF-α）などの刺激により肝臓で合成される．急性炎症では数時間で急速に上昇し，48〜72時間でピークに達した後，炎症の終息とともに速やかに減少し陰性化する．CRPは赤沈より早く増加し，正常化もより早い．慢性炎症（慢性関節リウマチなど）や悪性腫瘍では持続性に増加することがある．

●検査の意義●
　代表的な炎症マーカーであり炎症や組織破壊により上昇する．炎症の診断や治療に有用であるが，原因疾患を特定することはできない．

●基準値●
　0.6 mg/dl 以下

●検査結果の解釈●
　感染症（特に重症細菌感染では高値），膠原病および類縁疾患（慢性関節リウマチ，血管炎），悪性腫瘍，心筋梗塞，肺梗塞，外傷，熱傷，手術などで増加する．全身性エリテマトーデス（SLE）ではCRPは通常陰性であり，増加時には感染症の合併を考慮する．

●注意事項●
　重症肝障害や副腎皮質ステロイド投与時には炎症でも低値をとることがある．

2. 血清梅毒反応 serological tests for syphilis（STS），*Treponema pallidum* hemagglutination（TPHA）

●基礎知識●
　血清梅毒反応にはリン脂質抗原と梅毒トレポネーマ抗原の2種類の抗原を用いる方法がある．ガラス板法やRPR法はリン脂質（カルジオリピン）を抗原として検査する方法でありSTSとよばれる．梅毒以外に膠原病，肝疾患，感染症などで生物学的偽陽性（BFP: biological false positive）を示すときがある．TPHAやFTA-ABSは梅毒トレポネー

マの菌体成分を抗原とする方法であり特異性が高い．

検査の意義
梅毒トレポネーマ感染で陽性となり，梅毒の診断に有用である．治療によりSTSは陰性化するが，TPHAは梅毒が治癒しても陽性のままである．

基準値
STS	ガラス板法	陰性
	RPR法	陰性
TPHA		陰性
FTA-ABS		陰性

検査結果の解釈
STS（ガラス板法，RPR法）は感染1カ月以後に陽性となり，やや遅れてTPHAが陽性化する．STS陽性，TPHA陽性は梅毒トレポネーマ感染のため治療を考慮する．STS陰性，TPHA陽性は過去の感染の既往を示す．STS陽性，TPHA陰性は生物学的偽陽性（全身性エリテマトーデス，抗リン脂質抗体症候群，慢性肝炎，感染症，麻薬中毒，妊娠など）の可能性が高いが，初期梅毒の可能性も考慮する．

注意事項
感染のごく初期はSTS，TPHAともに陰性である．

3. 肝炎ウイルス検査（HAV, HBV, HCV）

基礎知識
HAV（hepatitis A virus）：A型肝炎ウイルス（HAV）はエンテロウイルスに属するRNAウイルスであり，2〜6週間の潜伏期を経てA型急性肝炎を発症する．HAVは糞便中に排出され，汚染された食物や飲料水から経口的に感染する．季節性があり冬から春先の発生が多い．

HBV（hepatitis B virus）：B型肝炎ウイルス（HBV）はDNAウイルスであり，輸血，注射針，性交渉など血液を媒介して感染する（水平感染）．また分娩時にウイルスを保有する母親から新生児へ垂直感染する．新生児期に感染した場合は持続的なHBV保有者（キャリア）となる．新生児期以降に感染した場合，B型急性肝炎を高率に発症する．

HCV（hepatitis C virus）：C型肝炎ウイルス（HCV）はレトロウイルスに属するRNAウイルスであり，HBV同様に輸血など血液を介して感染する．感染後，高率に慢性肝炎に移行し，その一部は肝硬変，肝がんを発症するため注意が必要である．

検査の意義
HAV: HA抗体を測定しHAV感染を診断する．免疫グロブリン別の抗体価測定により感染時期が推定できる．潜伏期および発病初期には糞便中にHAVを検出する．

HBV: HB抗原，HB抗体を測定しHBV感染およびその経過を診断する．

HCV: HCV感染のスクリーニング検査としてHC抗体を測定する．

基準値
HA抗体: 陰性

HB抗原，HB抗体: 陰性

HC抗体: 陰性

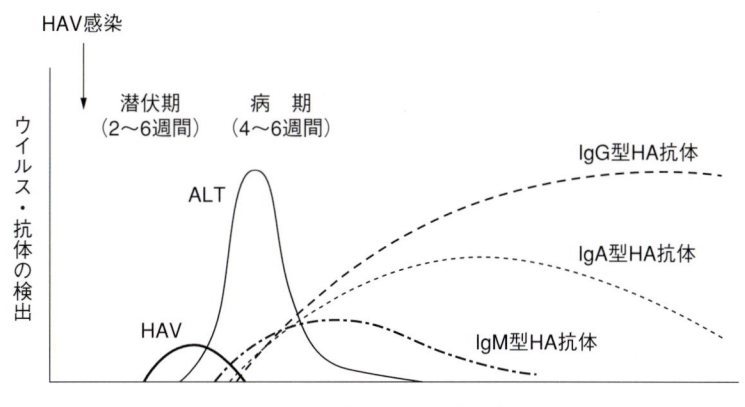

図2-5-1 A型肝炎ウイルス感染後の経過

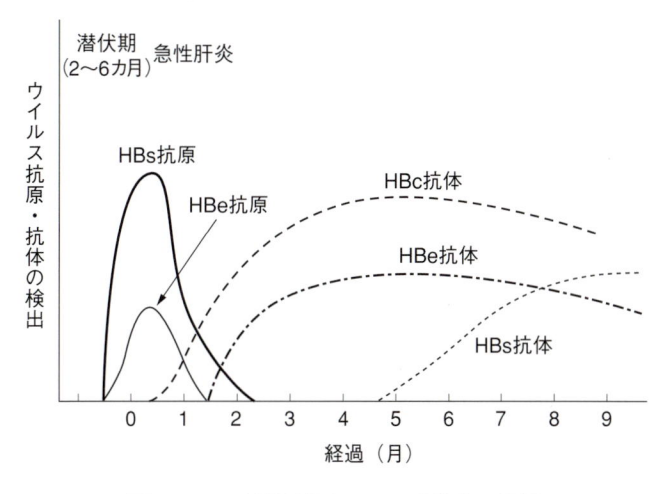

図2-5-2 B型肝炎ウイルス感染後の経過

● 検査結果の解釈 ●

HAV: IgM型HA抗体は発症1週目から陽性となり3〜6カ月後に陰性化する．IgG型HA抗体は発症後2〜4週間で陽性となり終生持続する．IgA型HA抗体は唾液や便中にも検出されるが，発症後2〜4週間で陽性となり1〜2年間持続する．

HBV: HBs抗原陽性は現在HBVに感染していることを示し，さらにHBe抗原陽性はHBVの量が多く強い感染力をもつ．HBe抗体陽性のHBV量は少なく感染力も弱い．HBs抗体陽性はHBV感染の既往やワクチン接種歴を示す．HBc抗体は現在の感染で高力価，過去の感染で低力価となる．B型急性肝炎の初期にはIgM型HBc抗体が高値となる．

HCV: HCV抗体陽性はHCVの感染または既往を示す．現在のウイルス血症を証明するためには遺伝子増幅法（PCR法）によりウイルス遺伝子の検出とタイピングを行う．インターフェロン治療に対する感受性がタイプにより異なる．

●注意事項●

D型，E型，G型肝炎ウイルスも同定されているが，これらのウイルスによる肝炎の発症は本邦ではまれである．

4．成人T細胞白血病ウイルス検査（HTLV-I）

●基礎知識●

HTLV-I（human T-lymphotropic virus I）はレトロウイルスに属し，成人T細胞白血病（ATL）の原因ウイルスである．ウイルスキャリアにはATLのみならず脊髄症，関節炎，ブドウ膜炎など多彩な症状を起こす．母子感染（出産や授乳），性交渉，汚染された血液製剤などにより感染する．HTLV-Iキャリアは日本では九州・四国など西南地方に多く100〜200万人と推測されている．

●検査の意義●

HTLV-I感染を診断するため，HTLV-Iに対する抗体を検査する．

●基準値●

HTLV-I抗体：陰性

●検査結果の解釈●

HTLV-I抗体陽性はHTLV-Iに感染していることを示すが偽陽性もある．抗体陽性者ではPCR法によりHTLV-IプロウイルスDNAを検出し診断が確定する．感染リンパ球からウイルスを培養・同定する場合もある．

●注意事項●

母が抗体陽性のとき，生後6カ月位まで児に抗体が存在する．

5．エイズ関連検査（HIV）

●基礎知識●

HIV（human immunodeficiency virus）はレトロウイルスに属し，後天性免疫不全症候群（AIDS: aquired immunodeficiency syndrome）を起こす．CD4抗原陽性のTリンパ球（CD4$^+$T）に感染し破壊するため，CD4$^+$Tが減少し免疫不全を起こす．性交渉，汚染された血液製剤や注射針，母子感染が主な感染経路である．

●検査の意義●

HIV感染を診断するため，HIVに対する抗体を検査する．

●基準値●

HIV抗体：陰性

●検査結果の解釈●

HIV抗体陽性はHIVに感染していることを示す．感染後6〜8週間後から抗体が検出される．抗体陽性者ではPCR法によりHIVプロウイルスDNAを検出し診断が確定する．

●注意事項●

感染初期で抗体が検出されない時期をウィンドウ期とよび注意が必要である．

6. EBウイルス検査（EBNA, VCA, EA）

● 基礎知識 ●
EBウイルスはEpsteinとBarrらによって発見されたヘルペスウイルスに属するウイルスである．伝染性単核球症，バーキットリンパ腫，上咽頭がんなどがEBウイルス関連疾患である．

● 検査の意義 ●
EBウイルス感染を診断するため3種のウイルス抗原に対する抗体を測定する．抗EBNA抗体は感染した細胞核内に発現する抗原（EB nuclear antigen）に対する抗体，抗VCA抗体はVCA（viral capsid antigen）に対する抗体，抗EA抗体はEBウイルスのEA（early antigen）に対する抗体である．

● 基準値 ●
抗EBNA抗体，抗VCA-IgM抗体，抗VCA-IgG抗体，抗EA-IgG抗体：
いずれも10倍未満

● 検査結果の解釈 ●
抗EBNA抗体の出現は遅いが（EBウイルス感染3〜6週後），抗体は終生持続する．抗VCA-IgM抗体はEBウイルス初感染後から急速に上昇し，1〜2カ月で消失する．抗VCA-IgG抗体はEBウイルス感染後陽性化し，抗体は生涯持続する．抗EA-IgG抗体は感染数週後に出現する．

● 注意事項 ●
抗核抗体陽性やリウマトイド因子陽性のときは非特異反応に注意が必要である．

C 免疫グロブリン，補体などの検査

免疫グロブリンはB細胞が産生する抗体活性をもつタンパク質であり，IgG，IgA，IgM，IgE，IgDの5つのクラスに分類される．それぞれ2本の重鎖（heavy chain）と軽鎖（light chain）からなる．また血清中には約20種類のタンパク成分（C1-C9）からなる補体（complement）が存在し，免疫複合体の活性化などの免疫反応に関与する．

1. 免疫電気泳動検査　immunoelectrophoresis

● 基礎知識 ●
血清を寒天ゲル内で電気泳動すると，血清中の各種タンパク質（免疫グロブリンなど）は易動度の違いにより分離される．そこに各種タンパク質に対する特異抗体を反応させると沈降線を形成する．この沈降線の質および量的な変化により異常を判定する．

● 検査の意義 ●
形成された沈降線で免疫グロブリンなど各種タンパク質の増減など量的な変化を判断する．また多発性骨髄腫や原発性マクログロブリン血症などの異常タンパク出現を診断する．

● 基準値 ●
対照血清と同じパターン

◉検査結果の解釈◉

多発性骨髄腫（IgG, IgA, IgD, IgE），原発性マクログロブリン血症などではM-bowとよばれる弓が反り返ったような沈降線が特徴的である．慢性感染症，膠原病，慢性肝疾患，悪性腫瘍などではアルブミンが低下し，β，γグロブリンが増加する．

2. 免疫グロブリン定量　immunoglobulin

◉基礎知識◉

免疫グロブリン（Ig: Immunoglobulin）はBリンパ球が産生する抗体（タンパク質）でありIgG, IgA, IgM, IgE, IgDの5種類からなる．血清中の免疫グロブリンの約80%はIgGであり，胎盤通過性がある．IgAは消化管，気管などの粘膜免疫系の防御に重要で，鼻汁，気道分泌物，消化液中に豊富である．IgMは五量体で分子量が大きく感染症の初期抗体として機能する．IgEはアレルギー（特に即時型アレルギー）に関与するが，IgDの機能は不明である．

◉検査の意義◉

免疫グロブリン量を各クラスごとに定量化する．多クローン性または単クローン性の免疫グロブリン増加を免疫電気泳動の結果と合わせて診断する．また各クラスごとに免疫グロブリン量の低下を判断する．

◉基準値◉

IgG: 850〜1,800 mg/dl，IgA: 80〜400 mg/dl，IgM: 40〜230 mg/dl，IgD: 9 mg/dl以下，IgE: 400 U/ml以下

◉検査結果の解釈◉

各クラス免疫グロブリンの多クローン性増加は慢性感染症，慢性肝疾患，膠原病，悪性腫瘍，リンパ増殖性疾患などで出現する．さらにIgA腎症ではIgA，急性ウイルス感染症ではIgMの多クローン性増加をみる．アレルギー性疾患（気管支喘息，アトピー性皮膚炎，アレルギー性鼻炎など）や寄生虫感染症ではIgEが増加する．単クローン性の免疫グロブリン増加は形質細胞やBリンパ球の腫瘍性増殖である多発性骨髄腫（IgG, IgA, IgD, IgE）や原発性マクログロブリン血症（IgM）でみられる．また良性疾患である良性Mタンパク血症でも単クローン性の増加をみる．一方，体液性免疫不全症，タンパク漏出性疾患（ネフローゼ症候群，タンパク漏出性胃腸症），免疫抑制療法などにより免疫グロブリン量は低下する．

3. 血清補体価　complement

◉基礎知識◉

補体が活性化される経路には免疫複合体により活性化される古典的経路（classical pathway）と細菌刺激などによって活性化される副経路（alternative pathway）がある．

◉検査の意義◉

補体価の測定法には補体成分（C3，C4）をタンパク量として測定する方法と生物学的活性を調べる方法（CH50）がある．CH50は補体による感作赤血球の溶血を測定する方法であり，すべての補体活性の結果として捉えられる．C3は古典的経路および副経路によって活性化されるのに対してC4は古典的経路によってのみ活性化される．

基準値

C3: 65〜140 mg/dl　C4: 12〜40 mg/dl　CH50: 30〜45 U/ml

検査結果の解釈

補体系が活性化され，組織に補体が沈着すると血清中の補体成分は低下する．全身性エリテマトーデスなど免疫複合体による疾患ではC3，C4，CH50が低下し，急性糸球体腎炎，膜性増殖性糸球体腎炎ではC3，CH50のみが低下する．先天的な補体欠損症や重症肝障害による合成低下でも補体価は低下する．感染症や悪性腫瘍では補体価が上昇することがある．

注意事項

CH50は低温保存で極端な低値を示すことがあるため（cold activation），分離した血清を速やかに測定するか，−70℃で凍結保存する必要がある．

4. クリオグロブリン　cryoglobulin

基礎知識

クリオグロブリンは低温の条件では白色の沈殿物を形成したりゲル化するが，37℃に加温すると溶解する血清中の異常タンパクである．血清中にクリオグロブリンが存在するとレイノー現象，関節痛，紫斑などの寒冷過敏症状が出現する．

検査の意義

クリオグロブリン血症を診断する．クリオグロブリン血症には基礎疾患が明らかでない本態性クリオグロブリン血症と，種々の病態に随伴してみられる続発性クリオグロブリン血症がある．またクリオグロブリンの構成成分により単一型（Type I）と混合型（Type IIおよびType III）に分類される．

基準値

陰性

検査結果の解釈

続発性クリオグロブリン血症はリンパ増殖性疾患（多発性骨髄腫，原発性マクログロブリン血症など），自己免疫疾患（SLE，慢性関節リウマチなど），感染症，肝疾患，悪性腫瘍などで出現する．クリオグロブリンが検出された場合，基礎疾患の有無を検索する．

注意事項

37℃に加温した注射器で採血し，37℃で血清を分離する．

5. 寒冷凝集反応　cold agglutination

基礎知識

寒冷凝集反応はヒトO型赤血球に被検血清を加え，0〜4℃に一晩静置して凝集反応を判定する方法である．赤血球膜抗原とマイコプラズマ抗原とが交叉反応性を有するため血清中の寒冷凝集素により赤血球が凝集する．

検査の意義

血清中の寒冷凝集素上昇を判断し，マイコプラズマ感染やウイルス感染の診断の参考とする．その他の感染症，慢性気管支炎，悪性リンパ腫などでも上昇する．

◉基準値◉

128倍以下

◉検査結果の解釈◉

マイコプラズマ感染症では発症後1週目より上昇し，2～4週間でピークに達し，その後陰性化する．寒冷凝集反応は簡便ではあるが非特異的な検査であり，マイコプラズマ感染の診断の確定には特異性のより高いマイコプラズマ抗体測定も用いられる．

◉注意事項◉

血清分離は37℃で行う．

6. ベンス ジョーンズ タンパク　Bence Jones protein（BJP）

◉基礎知識◉

ベンス ジョーンズ タンパクは単クローン性（monoclonal）に免疫グロブリンのL鎖が過剰産生されたMタンパクである．

◉検査の意義◉

ベンス ジョーンズ タンパクは免疫グロブリン産生細胞の単クローン性増殖である多発性骨髄腫，マクログロブリン血症，悪性リンパ腫，アミロイドーシスなどの病態で出現する．血清および尿中に検出する．

◉基準値◉

陰性

◉検査結果の解釈◉

多発性骨髄腫では血清で約30％，尿中に約60％出現する．腫瘍細胞の量と相関するため診断や治療判定に重要な所見である．ベンス ジョーンズ タンパク陽性例では腎機能障害を伴うことが多い．

◉注意事項◉

一般検尿（テープ法）で尿タンパク陰性でもベンス ジョーンズ タンパクは否定できない．

D 細胞性免疫の検査

リンパ球は主に細胞性免疫として作用するT細胞（Tリンパ球）と液性免疫に関与するB細胞（Bリンパ球）に分類される．T細胞は胸腺（thymus）で，B細胞は骨髄（bone marrow）で骨髄由来の前駆細胞から分化・成熟する．T細胞，B細胞比率やT細胞サブセットを解析し，個体の免疫機能を知ることができる．

1. T細胞，B細胞比率　T cell, B cell ratio

◉基礎知識◉

T細胞はB細胞による抗体産生の調節，腫瘍細胞やウイルス感染細胞の除去，真菌や原虫に対する感染防御，移植片拒絶反応などに関与する．B細胞は抗体を産生する形質細胞へと分化する．TおよびB細胞以外にもナチュラルキラー（NK）細胞などがある．

§5. 免疫血清検査

表 2-5-1 代表的なヒト血球表面マーカー

CD分類	陽性となる主なヒト血球
Tリンパ球系マーカー	
CD1	胸腺皮質細胞，ランゲルハンス細胞
CD2	T細胞全般，胸腺細胞，NK細胞
CD3	成熟T細胞，胸腺細胞
CD4	ヘルパーおよびインデューサーT細胞，胸腺細胞
CD5	T細胞全般，B細胞サブセット
CD7	T細胞全般，NK細胞
CD8	サプレッサーおよびキラーT細胞，NK細胞，胸腺細胞
Bリンパ球系マーカー	
CD10	リンパ球前駆細胞，顆粒球
CD19	B細胞全般，B前駆細胞
CD20	B細胞全般，B前駆細胞の後期
CD23	活性化B細胞，好酸球
細胞質内Ig	B前駆細胞
細胞表面Ig	B細胞
骨髄球，単球系マーカー	
CD11b	単球，顆粒球，NK細胞
CD13	顆粒球，単球
CD14	単球，マクロファージ
CD33	単球，骨髄系前駆細胞
CD34	造血前駆細胞，内皮細胞
CD41	巨核球，血小板
CD42b	巨核球，血小板

●検査の意義●
　免疫不全症，リンパ系腫瘍，ウイルス感染症などの診断に有用である．

●基準値●
　末梢血リンパ球　T細胞比率: 66〜89%　B細胞比率: 4〜13%

●検査結果の解釈●
　T細胞の増加はT細胞性白血病，伝染性単核球症，T細胞の減少は後天性免疫不全症候群（AIDS），原発性免疫不全症候群，副腎皮質ステロイド・免疫抑制薬使用，B細胞の増加はB細胞性白血病，B細胞の減少は原発性免疫不全症候群などでみられる．

2. T細胞サブセット　T-cell subsets

●基礎知識●
　T細胞（リンパ球）はCD4抗原陽性（CD4$^+$）のT細胞とCD8抗原陽性（CD8$^+$）のT細胞に分けられる．単クローン抗体を用いたフローサイトメトリー法によりリンパ球のもつ抗原により分類する．

●検査の意義●
　T細胞サブセットを検査することにより生体内の免疫状態を知ることができる．

CD4$^+$T細胞は抗体産生やT細胞機能を補助するヘルパー（helper）T細胞の機能をもつ．CD8$^+$T細胞はウイルス感染細胞や移植片を排除する細胞障害活性（cytotoxic/killer）T細胞，および抗体産生やT細胞機能を抑制する抑制性suppressor T細胞である．

● 基準値 ●

CD4$^+$T細胞: 35～50%　CD8$^+$T細胞: 20～30%　CD4$^+$/CD8$^+$: 1.25

● 検査結果の解釈 ●

CD4$^+$T細胞は後天性免疫不全症候群（AIDS），先天性免疫不全症候群，副腎皮質ステロイド薬治療などにより減少し，成人T細胞白血病（ATL），膠原病，細菌感染などで上昇する．CD8$^+$T細胞は膠原病などで減少し，伝染性単核球症などウイルス感染症では増加する．

● 注意事項 ●

T細胞サブセットの相対的な比率に加えて絶対数を考慮する必要がある．

E 自己抗体の検査

抗体とは本来，外からの異物を排除するために作られるものであるが，免疫調節機構の異常で自己の組織や細胞に対して産生されることがあり自己抗体とよばれる．膠原病

表2-5-2　主な自己抗体と，関連する疾患

自己抗体	関連する主な疾患
抗核抗体	SLE，混合性結合組織病（MCTD），シェーグレン症候群，強皮症，多発性筋炎・皮膚筋炎
リウマトイド因子	慢性関節リウマチ
抗DNA抗体	SLE
抗Sm抗体	SLE
抗RNP抗体	MCTD
抗SS-B抗体	シェーグレン症候群
抗甲状腺抗体	
抗サイログロブリン抗体	橋本病，バセドウ病
抗マイクロゾーム抗体	橋本病，バセドウ病
抗内因子抗体	悪性貧血
抗胃壁細胞抗体	悪性貧血，萎縮性胃炎
抗赤血球抗体	自己免疫性溶血性貧血
抗血小板抗体	特発性血小板減少性紫斑病
抗ミトコンドリア抗体	原発性胆汁性肝硬変
抗平滑筋抗体	慢性活動性肝炎，ルポイド肝炎
抗副腎皮質抗体	特発性アジソン病
抗レセプター抗体	
抗TSHレセプター抗体	バセドウ病
抗アセチルコリンレセプター抗体	重症筋無力症
抗インスリンレセプター抗体	糖尿病

をはじめとする自己免疫疾患では自己抗体が病態形成に関与するため，疾患の診断や経過の観察に重要な指標となる．

1. リウマトイド因子　rheumatoid factor（RF）

●基礎知識●
リウマトイド因子は免疫グロブリン（IgG）のFc部分に対する自己抗体である．抗原としてヒトIgGを用いるRAテスト（ラテックス凝集法），変性ウサギIgGを用いるRAPA（particle凝集法）は半定量法であり，リウマトイド因子定量法もある．

●検査の意義●
慢性関節リウマチの診断，疾患活動性の評価，治療効果の判定に有用である．末梢血では主にIgM型のリウマトイド因子が検出されるが，IgGリウマトイド因子がより疾患活動性を反映する．

●基準値●
RAテスト：陰性　RAPA：40倍未満　リウマトイド因子定量35U/m*l*以下

●検査結果の解釈●
慢性関節リウマチでは70〜80％の陽性率であり，リウマトイド因子陰性例にも注意が必要である．慢性関節リウマチ以外の自己免疫疾患，慢性肝疾患，感染症（結核，ウイルス感染症）などでも陽性になり疾患特異性は低い．加齢により健常者でも陽性率が上昇する．関節液では主に関節局所で産生されたIgGリウマトイド因子を検出できる．

2. 抗核抗体　anti-nuclear antibody（ANA）

●基礎知識●
抗核抗体は細胞の核成分（DNA，RNA，核タンパク）に対する自己抗体である．血清中にある抗核抗体は蛍光抗体法により検出する．染色パターンにより均質型（homogenous），辺縁型（peripheral），斑紋型（speckled），散在斑点型（discrete speckled），核小体型（nucleolar）に分類される（表2-5-3）．

●検査の意義●
膠原病をはじめとする自己免疫疾患の診断に有用である．活動期の全身性エリテマトーデス（SLE）や混合性結合組織病（MCTD）ではほぼ100％が陽性である．

表2-5-3　抗核抗体の染色パターンと対応抗原，関連疾患

染色パターン	対応抗原	関連疾患
均質型（homogenous）	DNA-ヒストン複合体，ヒストン	SLE，強皮症　薬剤性ループス，RA
辺縁型（peripheral）	二本鎖DNA	SLE
斑紋型（speckled）	可溶性核蛋白　U1RNP，Sm，SS-B	SLE，MCTD，強皮症，シェーグレン症候群
散在斑点型（discrete speckled）	セントロメア	CREST症候群，強皮症
核小体型（nucleolar）	U3RNP，RNAポリメラーゼ1	強皮症，SLE

●基準値●
　40倍未満
●検査結果の解釈●
　全身性エリテマトーデス（SLE），混合性結合組織病（MCTD），強皮症（PSS），多発性筋炎・皮膚筋炎（PM/DM），シェーグレン症候群などの膠原病や他の自己免疫疾患に加えて感染症や悪性腫瘍でも陽性を示すときがある．陽性の染色パターンにより，さらに対応する核抗原の同定へと検査を進めていく．
●注意事項●
　薬剤誘発性ループス（プロカインアミド，ヒドララジン，INHなど）でも陽性化することがある．

3. LE細胞　lupus erythematosus cell

●基礎知識●
　核成分（DNAヒストン複合体）に対する抗体が細胞膜の障害をうけた細胞核と結合し，核成分が遊離したものをヘマトキシリン体（LE体）とよぶ．ヘマトキシリン体はHE染色で特有の赤紫の無構造物として染色される．好中球などの食細胞が遊離ヘマトキシリン体を貪食したのがLE細胞であり，多核白血球の細胞質内に無構造の封入体が顕微鏡で観察される．
●検査の意義●
　自己抗体（抗核抗体）が存在し自己抗原（核）と反応した後，食細胞によって処理される過程をLE細胞は示している．したがってLE細胞陽性なら必ず抗核抗体陽性である．LE細胞陽性のときは全身性エリテマトーデス（SLE）を強く疑う．
●基準値●
　陰性
●検査結果の解釈●
　SLEでの陽性率は約70％である．SLEに比較的特異的であるが，シェーグレン症候群や強皮症など他の膠原病や薬剤誘発性ループスでも出現することがある．

4. LEテスト　lupus erythematosus test

●基礎知識●
　子ウシ胸腺から抽出した核タンパクを表面に吸着させたラテックス粒子と被検血清を混合し凝集反応をみるものである．
●検査の意義●
　核タンパクに対する抗体の存在を判定する簡便な方法である．SLEをはじめとする膠原病で陽性になる．
●基準値●
　陰性
●検査結果の解釈●
　血清中の抗核タンパクが存在すれば陽性となる．しかし特異性は低いのでさらに対応抗原の検討が必要である．

●注意事項●
　LE細胞とLEテストは全く別の検査である．

5. 抗DNA抗体　anti-DNA antibody

●基礎知識●
　抗DNA抗体は細胞核のDNA成分に対する自己抗体である．全身性エリテマトーデスをはじめとする膠原病・自己免疫疾患で出現する．抗DNA抗体には2本鎖DNAと1本鎖DNAに対する抗体がある．

●検査の意義●
　SLEの診断，活動性の評価，治療効果の判定に特に重要な指標となる．アメリカリウマチ学会のSLE分類基準項目の一つである．

●基準値●
　抗2本鎖DNA抗体 10U/ml 以下

●検査結果の解釈●
　活動期SLEでは抗2本鎖DNA抗体が高率（60%以上）に陽性となる．特にIgG型抗2本鎖DNA抗体はSLEの疾患標識抗体であり腎症（ループス腎炎）を反映する．疾患活動性の低下とともに抗DNA抗体価は低下する．

●注意事項●
　薬剤誘発性ループスでは抗1本鎖DNA抗体のみが陽性となる．

6. 抗Sm抗体　anti-Sm antibody

●基礎知識●
　SLE患者血清より発見された自己抗体で，患者名（Smith）から抗Sm抗体と名づけられた．抗ENA抗体のうちRnase抵抗性抗体に対応する．細胞核内のRNA/リボ核タンパク複合体である核内低分子リボ核タンパク分子の一部と反応する抗体である．

●検査の意義●
　SLEにきわめて特異性が高いため診断に有用である．

●基準値●
　二重免疫拡散法: 陰性，ELISA法: 5.0 IU/ml 未満

●検査結果の解釈●
　SLEに特異性は高いが陽性率は15〜30%程度である．抗DNA抗体価，補体価，免疫複合体などの検査を合わせて行う．

7. 抗ミトコンドリア抗体　anti-mitochondria antibody

●基礎知識●
　抗ミトコンドリア抗体は細胞内のミトコンドリアに対する自己抗体である．ミトコンドリアの豊富な腎，肝，胃などの組織を用いて蛍光抗体法で検出する．

●検査の意義●
　原発性胆汁性肝硬変（PBC）の診断に有用である．

●基準値●
　10倍以下
●検査結果の解釈●
　PBCに特異性が高く（約90%で陽性），特に高力価のときには強く疑う．他の肝疾患（慢性活動性肝炎，肝硬変，自己免疫性肝炎），シェーグレン症候群，橋本病，CREST症候群などでも陽性となることがある．

8. 抗甲状腺抗体　anti-thyroid antibody

●基礎知識●
　甲状腺に対する自己抗体であり，甲状腺組織の抗原（サイログロブリン，マイクロゾーム）に対する血清中の抗体である．抗サイログロブリン抗体は甲状腺濾胞内コロイドの主成分であるサイログロブリンに対する自己抗体である．抗マイクロゾーム抗体は甲状腺濾胞細胞のマイクロゾーム分画に対する自己抗体であり，対応抗原はマイクロゾーム分画中の甲状腺ペルオキシダーゼである．
●検査の意義●
　自己免疫の機序が関与する甲状腺疾患（橋本病，バセドウ病，特発性粘液水腫など）の診断に有用である．
●基準値●
　抗サイログロブリン抗体: 0.7 U/ml 以下
　抗マイクロゾーム抗体（マイクロゾームテスト）: 100倍未満
　抗甲状腺ペルオキシダーゼ抗体: 0.1 IU/ml 未満
●検査結果の解釈●
　橋本病，バセドウ病，特発性粘液水腫などの甲状腺疾患に加えて膠原病でも陽性になる．抗サイログロブリン抗体に比較してマイクロゾームテストは特異性が低い．

9. 抗赤血球抗体（クームス試験）　anti-erythrocyte antibody（Coombs test）

●基礎知識●
　赤血球に対する自己抗体を検出するのがクームス試験である．生体内ですでに赤血球に結合している抗体を検出するのが直接クームス試験であり，血清中に存在する抗体を検出するのが間接クームス試験である．
●検査の意義●
　自己免疫性溶血性貧血（AIHA）の診断には必須である．
●基準値●
　直接クームス試験:（－）　　間接クームス試験:（－）
●検査結果の解釈●
　自己免疫性溶血性貧血，膠原病，薬剤性溶血性貧血，不適合輸血，不適合妊娠などで陽性所見を示す．直接クームス試験の方が間接クームス試験より特異性は高い．

10. 抗平滑筋抗体　anti-smooth muscle antibody

◉基礎知識◉

平滑筋に対する自己抗体であり，主要抗原は細胞骨格のアクチンである．自己免疫機序の関与する肝疾患で出現する．

◉検査の意義◉

ルポイド肝炎をはじめとする自己免疫性肝疾患の診断に有用である．

◉基準値◉

10倍以下

◉検査結果の解釈◉

ルポイド肝炎では高率（70〜80％）に陽性となり，治療により抗体価が減少する．慢性活動性肝炎（20〜70％で陽性），原発性胆汁性肝硬変，肝硬変でも陽性となることがある．

F 輸血に関する検査

輸血に際しては血液型を正確に判定し，副作用を避けるために適合した血液製剤を選択する必要がある．

1. ABO血液型

◉基礎知識◉

ABO血液型は赤血球表面にある抗原により決定される．A型はA抗原，B型はB抗原，AB型はAおよびB抗原をもち，O型はいずれの抗原ももたない．一方，血清中にはA型は抗B抗体，B型は抗A抗体，O型は抗A，抗B抗体をもつが，AB型は抗体をもたない．

◉検査の意義◉

輸血に際してABO血液型を判定する必要がある．ABO型の異なった血液を輸血すると強い抗原抗体反応が起こるため，重篤な副作用が出現する．

◉基準値◉

表2-5-4　ABO血液型の判定

表試験		裏試験			判定
抗A血清	抗B血清	A型血球	B型血球	O型血球	
＋	−	−	＋	−	A型
−	＋	＋	−	−	B型
＋	＋	−	−	−	AB型
−	−	＋	＋	−	O型

◉検査結果の解釈◉

赤血球表面の抗原を抗A血清，抗B血清を用いて判定する表（おもて）試験と血清中の抗体を既知の血液型の血球を用いて調べる裏（うら）試験がある．ABO血液型の判

2. Rh血液型

◉ 基礎知識 ◉

輸血に関連してABO血液型についで重要なのがRh血液型である．Rh血液型には多くの抗原（C, c, D, E, eなど）があるが，最も重要なのはD抗原（Rho抗原）である．D抗原（Rho抗原）陽性をRh（＋），陰性をRh（－）と判定する．

◉ 検査の意義 ◉

輸血の際，Rh血液型を判定し適合した血液製剤を選択する．Rh型不適合妊娠では新生児溶血などに注意する．

◉ 基準値 ◉

わが国ではRh（－）は約0.5%である．

◉ 検査結果の解釈 ◉

輸血によってD抗原陰性のヒトにD抗原陽性の血液が輸血されるとD抗原に対する抗体が産生される．またD抗原陰性の母親がD抗原陽性の胎児を妊娠するとD抗原に対する抗体が産生される．したがって2回目以降の輸血や妊娠では産生された抗体による抗原抗体反応が問題となる．不適合妊娠では母体で産生された抗D抗体が胎盤を経由して胎児血液中に入るため，新生児の溶血性疾患などが起こる．

3. 不規則抗体

◉ 基礎知識 ◉

輸血に際して適合血を選択し副作用を防止するため，患者（受血者）が不規則抗体をもつかあらかじめスクリーニング検査を行う．

◉ 検査の意義 ◉

不規則抗体の有無を確認することにより適合血液を選択する．緊急輸血の場合，不規則抗体陰性であればABO式血液型とRh式陽性の確認をした後，交差反応試験を省略することができる．

◉ 基準値 ◉

陰性

◉ 検査結果の解釈 ◉

不規則抗体のスクリーニングで陽性の場合は，抗体の型特異性を同定する．同定された抗体より輸血の副作用や新生児溶血性疾患の原因となるか，適合血を得ることができるかなどを検討する．

4. 交差適合試験

◉ 基礎知識 ◉

輸血時にはABO式，Rh式が同型の血液を選び，交差適合試験を行う．交差適合試験には2つの試験があり，主試験は患者（受血者）の血清と供血者血球，副試験は患者（受血者）の血球と供血者血清を用いる．

◉検査の意義◉
　輸血に際して血液型不適合による副作用を防止するために行う．
◉基準値◉
　適合する血液は主試験，副試験ともに凝集や溶血なし
◉検査結果の解釈◉
　主試験，副試験ともに陰性の血液を輸血に用いる．しかし，主試験，副試験ともに陰性の血液がない場合には，主試験が陰性であれば輸血は許されるが，主試験陽性の血液は副試験陰性でも輸血してはいけない．

5．HLA

◉基礎知識◉
　HLA（human leukocyte antigen）は白血球膜上の抗原であり個体の免疫応答を規定する重要な分子である．第6染色体短腕上にHLAを決定し免疫応答に関与する遺伝子座があり，主要組織適合抗原（MHC: major histocompatibility complex）とよばれる．HLAはクラスI（A, B, C），クラスII（DR, DQ, DP），クラスIIIに分けられる．
◉検査の意義◉
　HLAは臓器移植の際の組織適合性を決定する因子として重要であり，タイピングによりドナーとの適合性を判定する．またいくつかの疾患ではHLAとの強い相関が明らかになっているため診断に有用である．
◉検査結果の解釈◉
　骨髄移植や腎移植などの移植治療に際してHLAタイピングを行い，拒絶を避ける．また，ナルコレプシー（DR2），強直性脊椎炎（B27），インスリン自己免疫症候群（DR4）などでは疾患感受性とHLAの強い相関がみられる．

G 免疫学的妊娠反応

　妊娠反応は胎盤絨毛細胞から作られるヒト絨毛性ゴナドトロピン（hCG）を免疫学的手法で検出するものであり，妊娠の判定以外にhCG産生腫瘍の診断にも用いられる．
◉基礎知識◉
　ヒト絨毛性ゴナドトロピン（hCG）は胎盤絨毛で産生される分子量約37,000の糖タンパクである．妊娠により産生分泌されるホルモンであり，hCGに対する単クローン抗体を用いた免疫学的方法により測定する．
◉検査の意義◉
　妊娠の診断に用いるが，絨毛性疾患やhCG産生腫瘍の診断にも有用である．
◉基準値◉
　陰性（妊娠: 陽性）
◉検査結果の解釈◉
　妊娠5週後以降ほぼ全例陽性となり，妊娠10週ごろにピークに達した後やや減少するが，分娩時まで高値を維持する．正常妊娠以外に胞状奇胎では高値になり，流産や子宮外妊娠の場合は低値となる．妊娠が否定されhCG高値の場合は絨毛性疾患（破壊性胞

状奇胎，絨毛がん）やhCG産生腫瘍（卵巣がん，睾丸腫瘍など）を疑う．

H 腫瘍マーカーの検査

腫瘍マーカー（tumor marker）は腫瘍細胞に特有の成分や腫瘍細胞が産生する因子である．腫瘍マーカーを検出することは，がんの診断，経過観察，治療後の再発モニターなどに有力な指標となる．腫瘍マーカーには各種腫瘍で検出される臓器非特異的マーカーと特定臓器の腫瘍で検出される臓器特異的マーカーがあり，組み合わせて用いる．しかし，腫瘍マーカーは良性疾患でも陽性になることがあり，がんの早期診断の点からは必ずしも適していない．

1. αフェトプロテイン α-fetoprotein（AFP）

● 基礎知識 ●
α胎児性タンパク（AFP：αフェトプロテイン）は胎児の肝臓と卵黄嚢で産生される分子量約65,000の糖タンパクである．肝臓がん細胞がこのタンパクを合成するため血清中の濃度が上昇する．

● 検査の意義 ●
α胎児性タンパクを産生する肝臓がんの診断，転移や再発の判定，治療後の経過観察などに有用である．

● 基準値 ●
20 ng/ml 以下

● 検査結果の解釈 ●
原発性肝臓がん（肝細胞がん）の90％で陽性になるが，転移性肝臓がん，睾丸がん，肝硬変，慢性肝炎，腎不全，妊娠などでも陽性になることがある．

2. がん胎児性抗原 carcinoembryonic antigen（CEA）

● 基礎知識 ●
がん胎児性抗原はがん細胞が産生する分子量約18万の糖タンパクである．主に消化器系がんで高値となる．

● 検査の意義 ●
CEAを産生する腫瘍性疾患（特に消化器がん）の診断，治療効果判定，再発や転移の発見，経過観察などに有用である．がんの早期発見には役に立たない．

● 基準値 ●
2.5 ng/ml 以下

● 検査結果の解釈 ●
消化器系がん（結腸・直腸がん，胃がん，食道がん，胆道がん），肺がん，乳がん，卵巣がん，甲状腺髄様がんなどで高値となる．また非腫瘍性疾患（肺炎，結核，潰瘍性大腸炎，慢性肝炎，肝硬変），高齢者，喫煙者で上昇することがある．

表 2-5-5　主な腫瘍マーカーの種類，カットオフ値，対象となるがん

腫瘍マーカー	カットオフ値	甲状腺がん	肺がん	食道がん	胃がん	結腸・直腸がん	膵がん	肝細胞がん	肝内胆管がん	胆嚢・胆道がん	腎がん	膀胱がん	乳がん	子宮がん	卵巣がん	前立腺がん	睾丸がん	その他
CEA	2.5ng/ml以下		●	●	●	●	●			●			●		●			
BFP	75ng/ml以下		●		●	●	●				●	●			●			
IAP	500μg/ml以下		●		●	●	●				●	●			●			白血病
TPA	110U/l以下		●		●	●	●						●		●			白血病
AFP	20ng/ml以下							●									●	肝芽腫，ヨークサック腫瘍，転移性肝がん
PIVKA-II	0.1AU/ml以下							●										
CA19-9	37U/ml以下		●	●	●	●	●		●	●					●			
CA50	40U/ml以下						●		●	●								
SPan-1	30U/ml以下						●		●	●								
DUPAN-2	150U/ml以下						●		●									
エラスターゼ1	100〜400ng/dl						●											
POA	15U/ml以下						●		●									
KMO1	530U/ml未満						●*		●*	●*								
NCC-ST-439	7.0U/ml以下		●1)				●**		●**	●**			●					
SLX	38U/ml以下		●												●			
SCC	1.5ng/ml以下		●2)	●										●				
NSE	10ng/ml以下		●3)															神経芽細胞腫
CA15-3	30U/ml以下												●					
BCA225	160U/ml以下												●					
CA125	50U/ml以下		●											●	●			
CA130	35U/ml以下		●					●							●			
CA72-4	4.0U/ml以下				●	●									●			
STN	45U/ml以下				●										●			
その他のマーカー		A														B		

1) 腺がん，2) 肺扁平上皮がん，3) 肺小細胞がん，4) 子宮頸部がん
*1型糖鎖抗原，**2型糖鎖抗原
A: カルシトニン，サイログロブリン；カルシトニンは健康人よりも極端に多く出て，カルシウム代謝異常を起こしたりする．
B: PAP，PSA，γ-Sm
（奈良信雄著：看護・栄養指導のための臨床検査ハンドブック　医歯薬出版より引用，一部改訂）

3. CA19-9　carbohydrate antigen 19-9

● 基礎知識 ●

　CA19-9は血液型糖鎖のルイスAにシアル酸が結合したシアリルルイスAである．血清中では分子量500万以上のシアロムチンとして存在する．正常でも膵管上皮，胆管上

皮，唾液腺に微量存在する．

●検査の意義●

CA19-9産生腫瘍の診断，治療効果判定，再発や転移の発見，経過観察などに有用である．特に膵管上皮や胆管上皮由来のがんで産生される．

●基準値●

37 U/ml以下

●検査結果の解釈●

腫瘍性疾患では膵臓がん，肝内胆管がん，胆嚢がん，胆管がん，胃がん，食道がん，肺がん，卵巣がんで高値となる．非腫瘍性疾患では胆石症，胆管炎，膵炎，肺結核，卵巣嚢腫などで上昇することがある．

4. 前立腺腫瘍マーカー　prostatic specific antigen（PSA），prostatic acid phosphatase（PAP），γ-seminoprotein（γ-Sm）

●基礎知識●

前立腺特異抗原としてPSA，PAP，γ-Smを用いて免疫学的方法で測定する．PSAは分子量約34,000の前立腺特異的なタンパク分解酵素であり，血清中では$α_1$アンチトリプシンと結合した結合型と遊離型がある．

●検査の意義●

前立腺腫瘍のマーカーとして有用である．いずれのマーカーも前立腺がんで高値を示すが，特にPSAは診断，治療効果判定，経過観察にしばしば用いられる．なお前立腺肥大や前立腺炎など良性疾患の場合にも軽度上昇する．

●基準値●

PSA: 2.0 ng/ml以下，PAP: 3.0 ng/ml以下，γ-Sm: 4.0 ng/ml以下

●検査結果の解釈●

PSAは前立腺がんの診断に有用であり，特に結合型PSAは特異性が高いが陽性率は低下する．PAPはPSAに比較して前立腺がんの特異性は劣るが，自覚症状の発現に先行して上昇する．γ-SmはPSAと免疫学的交叉性がある．

5. 乳がん関連腫瘍マーカー

●基礎知識●

乳がん関連腫瘍マーカーとしてCA15-3，BCA225，CEA，NCC-ST-439があげられる．その代表であるCarbohydrate antigen 15-3（CA 15-3）は乳汁脂肪球膜に対する単クローン抗体と乳がん肝転移細胞に対する単クローン抗体により認識される糖タンパク抗原である．

●検査の意義●

CA15-3やBCA225は乳がんの術後再発や転移例で陽性率が上昇するため，術後モニタリングや再発乳がんの治療効果判定に有用である．

●基準値●

CA15-3: 30U/ml以下　BCA225: 160U/ml以下

◉検査結果の解釈◉

CA15-3やBCA225は原発性乳がんでは陽性率が低くスクリーニングには適していない．しかし術後の再発や転移例では陽性率が上昇する．

6．婦人科領域の腫瘍マーカー

◉基礎知識◉

婦人科領域の腫瘍マーカーとしてCA125，CA130，CA602，STN，CA72-4，CA54/61，SCCなどがあげられる．CA125は卵巣がん細胞株に対する単クローン抗体が認識する抗原で分子量20万以上の糖タンパクである．類似マーカーとしてCA130，CA602がある．STN（シアリルTn抗原），CA72-4，CA54/61はムチン型糖タンパク抗原である．SCCは子宮頸部扁平上皮がんより抽出された分子量約45kDのタンパク質である．

◉検査の意義◉

婦人科領域がんの診断，経過観察などの補助的指標として用いられる．

◉基準値◉

CA125：50U/ml以下　STN: 45U/ml以下，SCC: 1.5ng/ml以下

◉検査結果の解釈◉

CA125は卵巣がん，特に漿液性嚢胞腺がんで高値を示す．STNは漿液性よりむしろ粘液性の卵巣がんで高値を示す．SCCは扁平上皮に組織特異性があり子宮頸部がんや卵巣がんの扁平上皮がんで高値を示す．

◉注意事項◉

CA125は卵巣嚢腫や子宮内膜症で，SCCは良性の扁平上皮疾患でも上昇することがある．

7．肺がん腫瘍マーカー

◉基礎知識◉

肺がん腫瘍マーカーとしてCYFRA，NSE，SCC，CEA，SLXなどがあげられる．CYFRAは腫瘍細胞内のプロテアーゼによって分解されたサイトケラチンフラグメントである．NSEは神経細胞に特異的な解糖系の酵素エノラーゼである．

◉検査の意義◉

肺がんの診断，経過観察などの補助的指標として用いられる．

◉基準値◉

CYFRA: 3.5 ng/ml以下　NSE: 10 ng/ml以下　SCC: 1.5 ng/ml以下

◉検査結果の解釈◉

陽性率は組織型によって異なる．CYFRAは非小細胞がん，特に扁平上皮がんで陽性率が高い（約70%）．NSEは小細胞がん，SCCは扁平上皮がんで高値を示す．

◉注意事項◉

腫瘍マーカーは良性肺疾患でも陽性になることがあり，あくまで補助的指標として用いる．

<佐藤和人>

6 病原微生物検査

A 微生物検査法の種類と適応

1. 塗抹検査

塗抹検体を生標本または染色した標本として，顕微鏡で観察する検査法である．臨床検体中の病原体を検索する上で重要な検査法で，培養検査に比して迅速，簡便，安価である．生標本をそのままあるいは染色液を加えて観察する方法（寄生虫や真菌の検出，髄液中のクリプトコッカス検査など）（表2-6-1），塗抹・固定を行い染色する方法（グラム染色・チール-ネルゼン染色など）（表2-6-2），蛍光染色を行い蛍光顕微鏡を使って観察する方法（表2-6-3）などがある．染色法による微生物検査（特に細菌検査）は，微生物種の同定までには至らないことが多い．しかし，グラム染色によるグラム陽性・陰性の鑑別，抗酸染色による抗酸菌と他の細菌との鑑別など，感染症の推定診断や抗菌薬の選択に役立つ．

2. 培養検査

a) 分離培養

微生物種の同定を行うには，通常培養検査が必要である．培養による微生物，特に細菌，真菌の同定は，まず検査材料に存在する起因菌を純粋な形で取り出す必要がある．この操作を分離培養という．分離培養は通常，検査材料を固形培地にまいて細菌・真菌を増殖させ，培地上に集落を作らせることにより行われる．細菌・真菌を増殖させるためには，増殖に必要な栄養源を含んだ培地を使用する．培地には液状であるか固形であるかにより液体培地と固形培地に分けられる．固形培地は液体培地に寒天やゼラチンなどを加えて作られる．細菌の種類によっては特別の栄養源を必要とする場合があるので，培地の種類を使い分ける必要がある．血液や髄液など健常人では通常微生物が存在しない部位の検査材料は，存在する微生物はすべて病気との関連が考えられるので，多くの微生物が増殖できる培地を使用する．一方，糞便や喀痰などのように病気とは関係ない常在菌が多数存在する材料では，目的の菌以外の菌が多数同時に生えてきて目的の菌を分離できない可能性があるので，他の菌の増殖を抑え目的の菌のみが増殖できるように工夫された選択培地が用いられる．また目的の菌によって，培養条件をいろいろ変える必要もある．たとえば偏性嫌気性菌の感染が疑われる場合には，酸素を除去した嫌気培養を行う．その他，炭酸ガス培養，微好気培養などがある．培養温度も目的とする微生物によって変える必要がある．

表 2-6-1 生標本による鏡検

方法	検体	原理・目的など
生理食塩水	糞便・腟分泌液,尿沈渣	寄生虫の形態・運動性や真菌要素の観察.迅速.コントラストが明瞭でない.寄生虫の運動とブラウン運動が紛らわしい.
10%KOH（＋ラクトフェノール・コットンブルー）	真菌感染が疑われる組織（皮膚・爪・毛髪など）	真菌の検出.アルカリで宿主のタンパクが溶解.真菌の細胞壁は溶けない.迅速.背景の物質との区別に熟練が必要.
墨汁	髄液などクリプトコッカス感染が疑われる組織	*Cryptococcus neoformans* の特徴的な莢膜を観察できる.クリプトコッカス髄膜炎の迅速診断が可能.
ヨード	糞便	寄生虫のシストの検出.シストは色素を取り込んで褐色に染まる.迅速.
メチレンブルー	糞便	糞便中の白血球の観察.炎症性の腸炎（赤痢など）の推定.診断的意義は低い.

表 2-6-2 染色標本による鏡検

方法	検体	原理・目的など
グラム染色	ほとんどの検体について行われる	細菌の鑑別,同定に重要.グラム陽性菌,酵母は紫色に,グラム陰性菌,生体組織は赤色に染まる.迅速.グラム陽性,陰性の鑑別,抗菌薬の選択に役立つ.
抗酸（性）染色チール-ネルゼン法	喀痰・胃液・髄液など結核・抗酸菌感染症が疑われる検体	*Mycobacterium, Nocardia*, 寄生虫（*Cryptosporidium* など）の検出.迅速.結核の迅速診断に有用.結核菌と他の抗酸菌との区別はできない.
PAS染色	真菌感染が疑われる検体	組織中の真菌要素の検出.大部分の真菌は赤紫色に染まる.ほとんどの真菌要素が染まる.グロコットのメテナミン銀染色もよく用いられる.
トルイジンブルーO染色	気管支洗浄液肺生検材料	呼吸器検体からの *Pneumocystis carinii* の検出.シストは赤みがかった青色に染まる.*P. carinii* のシストのスクリーニングに有用.
ライト/ギムザ染色	組織,生検材料	血液中の寄生虫,ウイルスやクラミジアの封入体,リケッチア,*P. carinii* の検出.多くの微生物および封入体を検出できる.細菌のグラム染色性は判定不能.

表2-6-3 蛍光染色（蛍光顕微鏡が必要）による鏡検

方法	検体	原理・目的など
アクリジンオレンジ	血液培養，角膜擦過物など	核酸に結合．細菌・真菌はオレンジ，ヒトのDNAは緑の蛍光を発する．感度よい．同じ標本をグラム染色できる．
オーラミン/ローダミン	喀痰，胃液，髄液など結核・抗酸菌感染症が疑われる検体	抗酸染色法の一つ．抗酸菌は黄色・オレンジの蛍光を発する．弱拡大で検出可能．同じ標本をチールネルゼン法で染色できる．
カルコフルオール	真菌感染が疑われる検体	キチンとセルロースに親和性をもつ非特異的蛍光色素．KOHに混ぜて使われること多い．真菌要素や *Pneumocystis carinii* の迅速スクリーニングに有用．
蛍光抗体染色	抗体と反応する抗原（微生物）が存在すると考えられる検体	蛍光色素で標識された抗体に反応する抗原を検出する．直接法と間接法がある．特異的な抗原検出法．ウイルス，*Legionella* などの検出．

b）純培養

　　　　分離培養によって生じた1個の集落を，新しい培地に培養させることを純培養という．純培養によって1種類の菌のみが培養されることになる．

c）生化学的性状試験

　　　　分離して純培養にした菌がどのような菌種に属するのかを決定する（同定）ための方法の一つである．糖分解試験，アミノ酸やタンパク質の分解試験，硝酸塩還元試験，各種酵素（オキシダーゼ，カタラーゼ，ウレアーゼなど）の活性の有無などの試験がある．

d）生物学的性状試験

　　　　鞭毛，溶血素，色素産生の有無などを同定のために調べられることがある．

e）血清学的性状試験

　　　　菌種によっては鞭毛や細胞壁の抗原性の違いによる血清型を調べる必要があるときに行われる．

f）薬剤感受性試験

　　　　感染症の治療に重要な抗菌薬の効果を判定するために，微生物の抗菌薬に対する感受性が調べられる．

3. 免疫学的検査

　　　　感染によって生じた抗体，またはアレルギー状態を検出する方法である．微生物の抗原物質を用いて，前者では抗原抗体反応を，後者では主に皮膚の反応によって判定する．抗体を測定して現在進行中の感染症を診断する場合は，通常発病後まもなくの急性期の血清と感染後2～3週後の回復期の血清を用いて抗体を測定し，急性期に比べ4倍以上の抗体価の上昇が回復期血清にあることが必要である．また感染症によっては急性期の血清中に一定以上のIgM抗体が検出されれば，現在進行中の感染症と診断できる場合が

ある．抗体検査による感染症診断は，特にウイルス感染症においては重要な方法として用いられている．検査法としては，補体結合試験，中和試験，赤血球凝集阻止試験，ELISA（enzyme-linked immunosorbent assay）などが行われる．一方，皮膚反応は感染によって生じたアレルギー状態（特に遅延型アレルギー）を検出するもので，結核におけるツベルクリン反応，ハンセン病でのレプロミン反応，ヒストプラズマ症やコクシジオイデス症などの真菌感染，トキソプラズマ症などの原虫感染症などで行われる．

4．遺伝子検査

近年，分子生物学の発展によって微生物の遺伝情報（特にそのDNAまたはRNAの塩基配列）が蓄積されている．分子生物学的手法を用いてこのような微生物の核酸を検出する方法が可能となってきた．特に培養が困難な微生物（ウイルスなど），培養に時間がかかる微生物（結核菌など），実験室感染の危険のある微生物などの検出に有効である．よく行われているのは，ある特定の遺伝子をPCR（polymerase chain reaction）法によって増幅し，増幅した断片をアガロース電気泳動などにより検出する方法である．またDNAチップテクノロジーの急速な進歩により多種類の遺伝子を同時に検出することが可能になってきている．

B 検体の取り扱い方

1．検体採取のしかた

微生物検査は，感染症の診断（特に起因微生物の特定）および治療において必要不可欠な部分をしめている．中でも検体の採取方法（および輸送・保存）で原因微生物の検出の成否が左右されることが少なくない．最大の注意が必要である（表2-6-4）．

表2-6-4 検体材料の採取

① 原因微生物が存在する可能性が最も高い病期および部位から十分量採取する．
② 抗菌薬投与前，または抗菌薬の体内濃度が最低になる時期に採取する．本来無菌である部位からの採取は厳重な無菌操作を行う．常在菌の混入が避けがたい部位の場合も汚染を最小限にする．
③ 検体は滅菌容器に容れる．
④ 採取した検体はすぐに検査室に輸送して検査を開始する．輸送や検査開始が遅れる場合は適切な輸送および保存方法を採用する．

2．検体の保存，移送法

採取した検体はすぐに検査室に輸送して検査を開始するのが理想であるが，輸送に時間がかかったり，保存が必要な場合が少なくない．そのような場合は適切な輸送・保存方法を採用する（表2-6-5）．

表2-6-5 検体の保存および輸送条件

輸送システム	保存温度	
	4℃	25℃（室温）
無菌容器に採取	剖検組織，気管支洗浄液，尿，髄液（ウイルス），喀痰，静脈カテーテル	関節液，髄液（細菌）
嫌気条件で輸送		吸引液（肺，副鼻腔，経気管），腹水，胆汁（PTCD法），膀胱穿刺尿，外科切除組織．
直接培地に接種		血液培養，百日咳菌・りん菌・髄膜炎菌の検出．
輸送培地	熱傷生検材料，耳漏，赤痢菌，ビブリオ，エルシニア，カンピロバクターの検出	分泌物（結膜，内耳，鼻咽腔，上気道，尿道，子宮頸部），骨髄，百日咳菌・りん菌・髄膜炎菌・サルモネラの検出．

3. バイオハザード

　　微生物などの生物によるヒトの健康障害をバイオハザードという．感染のみでなく，毒素による中毒，アレルギーなども含まれる．医療においてのバイオハザードで重要なのは，病院内感染，実験室内感染である．病原微生物を取り扱う医師，看護婦，臨床検査技師は常に感染の危険にさらされている．また病院内では感染抵抗性が低下した患者が多く，医療行為などにより日和見感染症になる危険性が高い．実験室，検査室内で生じる感染の要因としては，ピペットによる誤飲，注射針の取り扱い，培養液の混合，遠心によるエアロゾルの発生，実験室内での飲食，喫煙などがある．院内感染対策としては，院内感染対策チームを作り，病院内スタッフの教育，消毒や滅菌の方法，易感染宿主に対する対策，抗菌薬使用の指針，感染が起こったときの感染源や感染経路の究明と対策などの方法を立案して感染防止に努めることが重要である．また検査室でのバイオハザード対策として，微生物の安全な取り扱い手技の徹底や，微生物の危険度に応じた物理的封じ込めの対策（安全キャビネットの設置，実験室の構造設計など）を立てることが重要である．

C 主要な病原微生物と特徴

1. グラム陰性桿菌

a) *Enterobacteriaceae* 腸内細菌科

　　鞭毛（周毛または無毛），無芽胞，ブドウ糖を発酵して酸を作る．20以上の属に分けられている．

1) *Escherichia coli* 大腸菌属

　　正常腸内菌叢構成菌の一つであるが，一部の菌は病原性がある．周毛性鞭毛をもち，

乳糖を発酵して酸とガスを作る．O抗原，K抗原，H抗原によって多くの血清型に分類される．加熱，消毒剤に対して比較的弱い．下痢を起こす大腸菌として，腸管組織侵入性大腸菌・腸管病原性大腸菌，腸管毒素原性大腸菌，腸管出血性大腸菌・腸管凝集性大腸菌などがある．また，膀胱炎，腎盂炎，肺炎，敗血症などの腸管外感染の原因となる．

2) ***Shigella*** 赤痢菌属

大腸菌と分類学上きわめて近い．乳糖非発酵．4菌種 *Shigella dysenteriae* (A群)，*S. flexneri* (B群)，*S. boydii* (C群)，*S. sonnei* (D群) がある．細菌性赤痢の原因菌．2〜3日の潜伏期の後，発熱，腹痛，膿粘血便を含む下痢が起こる．ホスフォマイシン，カナマイシン，ニューキノロンなどの抗菌薬が有効であるが，耐性も多い．

3) ***Salmonella*** サルモネラ属

周毛性鞭毛（抗原型の異なる2種類の鞭毛）をもつ．大腸菌に比べ胆汁酸塩や亜セレン酸などに抵抗性強い．ヒトに病原性を示すのは *Salmonella* subgroup 1 (enterica) で，O抗原，H抗原により多数の血清型に分類される．冷血動物や自然界の環境に分布する．*S.* Typhi や *S.* Paratyphi A，B は腸管から侵入し，全身へ感染が進展する疾患である腸チフス，パラチフスの病原体である．感染源は患者もしくは保菌者．治療にはクロラムフェニコール，アンピシリン，ST合剤，ニューキノロンなどの抗菌薬が使用される．その他のサルモネラは生肉，卵などの食品を介した食中毒（急性腸炎）の原因となる．

4) ***Yersinia*** エルシニア属

Yersinia pestis, Y. enterocolitica, Y. pseudotuberculosis がヒトに病気を起こす．*Y. pestis*（ペスト菌）はペストの原因菌である．感染した齧歯類からノミによってヒトに伝染する．リンパ節の腫脹，出血性炎症を起こし，放置すると多くは敗血症になって死亡する（腺ペスト）．腺ペストの過程でペスト性の肺炎を起こすと，飛沫感染によりヒトからヒトへ感染が伝播する（肺ペスト）．テトラサイクリン，ストレプトマイシン，サルファ剤が有効．*Y. enterocolitica, Y. pseudotuberculosis* はヒトに食品を介した腸管感染症を起こす．

5) ***Klebsiella*** クレブシエラ属

正常腸内菌叢構成菌．易感染宿主に肺炎，尿路感染症，敗血症などの日和見感染症を起こす．セフェム系，アミノグリコシド系抗菌薬が有効．

6) その他の腸内細菌科の細菌

Serratia セラチア属，*Proteus* プロテウス属，*Enterobacter* エンテロバクター属，*Citrobacter* シトロバクター属など日和見感染症の原因となる．

b) ***Campylobacter*** カンピロバクター属

C. jejuni, C. coli はヒトに食中毒を起こす．哺乳動物，鳥類の腸内常在菌．

c) ***Helicobacter*** ヘリコバクター属

H. pylori 胃の粘膜に定着して胃疾患（慢性胃炎，胃十二指腸潰瘍，胃がん）との関連で注目されている．ウレアーゼを産生．

d) ***Vibrionaceae*** ビブリオ科

1) ***Vibrio*** ビブリオ属

主に海水中に生息し好塩性の菌が多い．多数の菌種があるが，*Vibrio cholerae, V. parahaemolyticus* がヒトに下痢，腸炎などを起こす代表的な菌種である．*V. cholerae* コ

レラ菌（特にO血清型1）はコレラの原因菌であり，血清型の違いにより小川型と稲葉型，生物学的性状の相違により，アジア型とエルトール型に分けられる．コレラ菌で汚染された飲食物を通じて経口感染し，小腸上皮でコレラ毒素を産生して大量の下痢を起こす．輸液により脱水を改善することが治療の根本である．*V. parahaemolyticus* 腸炎ビブリオは日本で多い食中毒原因菌であり，原因食品としては汚染された魚介類が多い．

2) *Aeromonas* エロモナス属，*Plesiomonas* プレジオモナス属

Aeromonas hydrophila, *Plesiomonas shigelloides* があり，食中毒の原因となる．

e) *Pasteurella* パスツレラ属

家畜の病原体．*P. multocida* はヒトに膿瘍，リンパ管炎などを起こす．

f) *Haemophilus* ヘモフィルス属

発育のため血中の成分であるX因子（プロトポルフィリンまたはプロトヘム），Y因子（NAD または NADP）の両方またはどちらか一方を必要とする．ヒトの上気道に常在．*Haemophilus influenzae* インフルエンザ菌は肺炎，気管支炎，髄膜炎，心内膜炎，中耳炎などの原因となる．*H. ducreyi*（軟性下疳菌）は性感染症の一つである軟性下疳の原因菌である（日本ではまれ）．

g) *Bordetella* ボルデテラ属

主な病原菌は *Bordetella pertussis*（百日咳菌）である．小児の急性呼吸器系感染症で，飛沫感染により伝播する．気道粘膜で増殖し血中には侵入しない．カタル期（1〜2週），痙咳期（1〜6週），回復期（2〜3週）の経過をとる．病原性因子として外毒素と線毛が重要である．不活化外毒素（線毛を加える場合もある）からなる成分ワクチンが予防に用いられる（ジフテリアトキソイド，破傷風トキソイドと一緒にDPT vaccineとして投与）．

h) *Brucella* ブルセラ属

人獣共通感染症であり，ブルセラ症の原因菌．動物の胎盤に親和性があり流産を起こす．ヒトには食品を介して経口的に，または感染動物との接触により感染する．わが国にはまれ．*Brucella melitensis*, *B. abortus*, *B. suis* などの種がある．

i) *Francisella* フランシセラ属

Francisella tularensis 野兎病菌；グラム陰性桿菌，鞭毛・芽胞なし．野兎病 Tularemia の原因菌．侵入局所の潰瘍，局所リンパ節の腫脹，発熱などを主症状とする．ストレプトマイシンが有効．

j) *Legionella* レジオネラ属

土壌中に広く分布する．*Legionella pneumophila* が代表的な菌である．普通寒天培地や血液寒天培地には発育せず，システインとピロリン酸鉄を含む特殊な培地（BCYE培地）でのみ増殖する．レジオネラ肺炎（レジオネラ症）の病原体．建物の空調システムからの感染が集団的に起こる場合がある．治療にはエリスロマイシン，リファンピシンが有効である．

k) グラム陰性ブドウ糖非発酵菌

Pseudomonas, Burkholderia, Alcaligenes, Flavobacterium, Acinetobacter, Moraxella など，人に主に日和見感染症を起こすブドウ糖非発酵の好気性細菌の総称．

1) *Pseudomonas* シュードモナス属

P. aeruginosa 緑膿菌が主な種である．自然界に広く分布，種々の色素をつくる（ピオシアニンなど）．典型的な日和見感染菌で，院内感染の原因菌の一つ．消毒薬（逆性石鹸，クロルヘキシジン）に抵抗性，多くの抗菌薬に耐性

2. グラム陰性球菌

a) *Neisseria* ナイセリア属

双球菌で，ソラ豆形の球菌が対をなしたような形をしている．血液やヘモグロビンを加えた培地に増殖．炭酸ガスを5〜7%含む環境中で培養する．きわめて弱い菌で，消毒薬によって容易に死滅する．*Neisseria gonorrhoeae*（淋菌）は性感染症である淋病の原因菌で，尿道炎，膀胱炎，前立腺炎，膣炎，子宮内膜炎，卵管炎や新生児淋菌性結膜炎を起こす．*N. meningitides*（髄膜炎菌）は流行性脳脊髄膜炎の原因菌である．

3. グラム陽性桿菌

a) *Corynebacterium* コリネバクテリウム属

鞭毛・芽胞はない．*Corynebacterium diphtheriae* ジフテリア菌が代表的なヒトの病原体である．ジフテリア菌は一端または両端がふくれた棍棒状を呈し，菌体内に異染小体 metachromatic granule が認められる．飛沫などにより経気道感染し，扁桃，咽頭，気管などの粘膜で増殖してジフテリア毒素 diphtheria toxin を産生する．ジフテリア毒素は血中に入り，副腎，心筋，末梢神経を侵す．治療には抗毒素血清療法，予防にはトキソイドをワクチンとして予防接種する．DPT（diphtheria-pertussis-tetanus）ワクチンの一成分として接種される．

b) *Listeria* リステリア属

Listeria monocytogenes が代表的な種．周毛性の鞭毛をもつ．通性嫌気性．自然界に広く分布．ヒトに周産期リステリア性敗血症，髄膜炎などを起こす．

c) *Bacillus* バシラス属

芽胞をもつ．ヒトに病気を起こす代表的な菌として，*Bacillus anthracis* 炭疽菌や *B. cereus* セレウス菌がある．*B. anthracis* は炭疽の原因菌．炭疽は人畜共通感染症で，病像により皮膚炭疽，肺炭疽，腸炭疽などとよばれる．*B. cereus* は感染型食中毒の原因となる．

4. グラム陽性球菌　Gram-positive cocci

a) *Staphylococcus* ブドウ球菌属

S. aureus（黄色ブドウ球菌），*S. epidermidis*（表皮ブドウ球菌），*S. saprophyticus* など約20種がある．細胞同士がぶどうの房状に配列している．通性嫌気性で，食塩耐性（高濃度の食塩を含む培地で増殖できる）である．ヒトの皮膚，鼻前庭部，大腸内に常在している．ヒトでは *S. aureus* による感染症が圧倒的に多い．産生する病原因子により，多彩な感染症を起こす．その主なものは，化膿性炎症（せつ，よう，膿痂疹），表皮剥脱性皮膚炎，毒素性ショック症候群，食中毒（耐熱性の腸管毒素による），腸炎，敗血症などである．院内感染原因菌の一つとして臨床的に重要である．また，メチシリン耐性菌 methicillin resistant *S. aureus*（MRSA）など抗菌薬に耐性の菌が多い．

b) *Streptococcus* レンサ球菌属

連鎖状の球菌（または双球菌）で，鞭毛・芽胞はない．乳酸発酵を行う．溶血性の有無，グループ抗原（C多糖）により分類されている．溶血性レンサ球菌では，A群レンサ球菌（*S. pyogenes*），B群レンサ球菌（*S. agalactiae*）が，非溶血性レンサ球菌では肺炎球菌（*S. pneumoniae*）が臨床的に重要な菌である．A群レンサ球菌はヒトに咽頭炎，扁桃腺炎などの化膿性炎症，猩紅熱，膿痂疹を起こす．また，感染後の二次性疾患として，急性糸球体腎炎 acute glomerulonephritis，リウマチ熱 rheumatic fever などの原因となる．B群溶血性レンサ球菌 は新生児に髄膜炎，敗血症を起こす．肺炎球菌は，多糖体性の莢膜をもちグループ抗原をもたない双球菌で，ヒトに肺炎（大葉性肺炎，気管支肺炎），中耳炎，敗血症，髄膜炎を起こす．その他口腔内に常在する非溶血性のレンサ球菌は，う蝕（*S. mutans*），感染性心内膜炎（*S. sanguis, S. mutans* など）の原因となる．

c) *Enterococcus* エンテロコッカス属

従来はD群レンサ球菌に分類されていた．腸管の常在菌である．主な菌種として *E. faecalis, E. faecium* などがある．尿路感染症，敗血症，感染性心内膜炎，腹膜炎などを起こす．ペニシリン系の抗菌薬に感受性であるが，*E. faecium* は耐性を示す．バンコマイシンには感受性であるが，最近バンコマイシン耐性の腸球菌が増加し（特に欧米で）問題となっている．

5. 偏性嫌気性菌

a) *Clostridium* クロストリジウム属

グラム陽性桿菌．芽胞を有し，熱・消毒薬に抵抗性がある．破傷風菌，ボツリヌス菌，ガス壊疽菌などがある．外毒素を産生する．土壌，ヒトの消化管内を主な生息場所としている．

1) *Clostridium tetani* 破傷風菌

破傷風の病原体．太鼓ばちのような形をしている．ヒトに創傷感染，新生児破傷風，産褥破傷風などを起こす．外毒素である破傷風毒素 tetanospasmin により，骨格筋の持続的な収縮（強直性けいれん）が起こり，咀しゃく筋のけいれんによる開口障害や背部や四肢のけいれん，呼吸筋のけいれんによる呼吸困難などが起こる．トキソイドワクチンによる能動免疫（DPT ワクチンの一成分）で予防できる．また，感染の危険のある傷を負ったときには破傷風トキソイドの単独注射が行われる．

2) *Clostridium botulinum* ボツリヌス菌

ボツリヌス中毒（毒素型食中毒）の原因菌．嫌気的な条件下で食品中に産生された外毒素（botulinum toxin）による中毒である．原因食品としては，ハム，ソーセージ，缶詰，瓶詰，水産品（いずし）などで，自家製品が圧倒的に多い．毒素はA-Gの7型があるが，ヒトにはA，B，E，Fの4つである．筋肉の麻痺，嘔吐，視力低下，複視，呼吸筋麻痺などの症状が起こる．治療は，抗毒素血清療法（多価血清 A，B，E），対症療法（呼吸管理）などが行われる．予防として，保存食品の滅菌に対し十分な注意を払うことが重要である．毒素は100℃，1分間または80℃，10分間の加熱で不活化されるので，摂取前に十分加熱すれば安全である．

3) ガス壊疽菌群（*C. perfringens*, *C. septicum*, *C. novyi* など）

ガス壊疽は創傷（組織傷害のひどいもの）感染による皮下組織，筋肉の急激な壊死にいたる感染症であり，*C. perfringens*, *C. septicum*, *C. novyi* などにより起こる．治療として，壊死組織の十分な除去，化学療法（ペニシリン），抗血清投与，高圧酸素療法などが行われる．

4) *Clostridium perfringens* ウェルシュ菌

食中毒を起こす．エンテロトキシンを産生する．

5) *Clostridium difficile* クロストリジウム-ディフィシレ菌

クリンダマイシンや広域スペクトルを有する抗菌薬の投与後に起こる偽膜性大腸炎の原因菌．

b) *Bacteroides* バクテロイデス属

グラム陰性桿菌，芽胞・鞭毛はない．大腸内の菌叢中の最優勢菌．*Bacteroides fragilis* group は嫌気性菌感染症の主要な原因菌である．

c) その他の嫌気性細菌

Porphyromonas ポーフィロモナス属，*Prevotella* プレボテラ属，*Fusobacterium* フソバクテリウム属，*Veillonella* ベイヨネラ属，*Megasphaera* メガスフェラ属，*Eubacterium* ユウバクテリウム属，*Actinomyces* アクチノマイセス属，*Propionibacterium* プロピオニバクテリウム属，*Peptostreptococcus* ペプトストレプトコッカス属などがある．

6. マイコバクテリウム属　Mycobacterium

染色されにくいが，いったん染色されると酸やアルカリによって脱色されにくい性質をもつため抗酸菌または抗酸性菌とよばれる．染色にはチール・ネールゼン染色などの抗酸性染色が用いられる．細胞壁に多量の脂質を含む．発育は一般細菌に比べ遅い．

a) *Mycobacterium tuberculosis* 結核菌

卵や血清の入った培地に接種して，3〜4週で集落をつくる．ナイアシンを大量に産生する．酸やアルカリ，乾燥に対して抵抗性があり，喀痰中の菌は長く生存可能である．クロールヘキシジンや陽性石鹸などの消毒薬は無効であるが，60℃，20〜30分の加熱で死滅する．結核の原因菌で，飛沫感染，空気感染により経気道的にヒトからヒトへ感染する．通常は肺に初感染病巣ができ，多くの場合は免疫ができて治癒し，ツベルクリン反応が陽性になる．抵抗力が弱い場合は肺結核症となる．肺の病巣が気管支とつながると喀痰中に結核菌が排出され，感染源となる．肺結核以外には粟粒結核，結核性髄膜炎，結核性胸膜炎，腸結核，カリエスなどを起こす．感染の早期診断にはツベルクリン反応（遅延型アレルギー）が用いられる．細菌学的診断として喀痰などの材料中の菌を抗酸性染色および培養により証明する．予防にはBCGワクチン接種（弱毒化ウシ型結核菌）が行われる．治療はリファンピシン，イソニアジド，エタンブトール，ストレプトマイシンなどの抗結核薬の併用療法を長期間行う．

b) *Mycobacterium leprae* 癩菌

ハンセン病 Leprosy の原因菌．人工培地ではいまだ培養できない．伝播力は弱い．乳児期から長い年月にわたっての患者との接触が必要で，長い潜伏期を経て，顔・手足の知覚神経がおかされる．らい腫型と類結核型などの型がある．わが国での患者発生はご

く小数．開発途上国ではまだ多数の患者がみられる．リファンピシン，スルフォン誘導体などで治療が可能である．

c）*Atypical mycobacteria* 非定型抗酸菌（非結核性抗酸菌）

結核菌群（結核菌，ウシ型結核菌），癩菌以外の *Mycobacterium* を総称したもの．いろいろな環境中に存在し，日和見感染症の原因となる．

7．マイコプラズマ

細胞壁をもたない小型（0.1〜0.8 μm）の細菌．細胞壁がないため多形態性で，さまざまな形を取る．寒天培地上の集落は寒天中にくい込んで発育し，目玉焼状を呈する．8つの属があるが，ヒトに病気を起こす主要なものは *Mycoplasma pneumoniae* であり，原発性異型肺炎を起こす．予後は良好である．

8．スピロヘータ

細長いらせん状で，特有の複雑な運動をする一群のグラム陰性細菌．ヒトの病原菌を含むのはボレリア，トレポネーマ，レプトスピラの属である．

a）*Treponema* トレポネーマ属

1）*Treponema pallidum* subsp. *pallidum* 梅毒トレポネーマ

梅毒の原因菌．乾燥，熱，消毒薬などにきわめて弱く，血液中のトレポネーマは4℃，3日間の保存で感染力を失う．主に性的接触により感染し，第一期梅毒（感染後約3週間の潜伏期ののち感染局所に無痛性の暗赤色の丘疹である硬性下疳を生じ，所属リンパ節の無痛性腫脹をきたす），第二期梅毒（感染後約3カ月頃から全身各所の皮膚や粘膜の発疹が認められる），第三期梅毒（感染後約3年を経て，大動脈炎やゴム腫が認められる．10〜15年を経ると，進行性麻痺や脊髄癆の状態になる）と経過する．治療を受けない場合，患者の約1/3は自然治癒するが，残りは潜伏感染の状態を持続するか，第三期梅毒へと移行する．硬性下疳や先天梅毒の病変部には多数のトレポネーマが存在する．妊婦が感染していると胎児に胎盤を通して感染し，先天梅毒となる．検査として，患部からのトレポネーマの検出と血清中の抗体の証明とがある．抗体の検査は，梅毒トレポネーマ抗原を測定する特異的検査法（FTA-ABSテスト，TPHAテストなど）と，カルジオリピン抗原を測定する非特異的検査法（ワッセルマン反応）がある．治療にはペニシリンが第一選択薬として用いられる．

b）*Leptospira* レプトスピラ属

病原性の菌種は *Leptospira interrogans* である．多くの血清型があるが，黄疸出血型によるワイル病が重要である．感染ネズミ尿中のレプトスピラで汚染された水の中に裸足で入ると感染する．発熱，筋肉痛，出血傾向，黄疸，タンパク尿が主症状で，治療にはストレプトマイシン，ペニシリン，テトラサイクリンなどが用いられる．

c）*Borrelia* ボレリア属

1）*Borrelia recurrentis* 回帰熱ボレリア

回帰熱 relapsing fever（数日の発熱期と1〜2週間の無熱期が反復する疾患）の病原体．シラミやダニが媒介する．わが国には存在しない．

2) *Borrelia burgdorferi* ライム病ボレリア

ライム病の病原体．ライム病は米国コネチカット州の町ライムで発見され，発熱，頭痛，筋肉痛，関節痛，皮膚の遊走性紅斑などを主徴とする疾患．髄膜炎や心筋炎になることもある．ダニが媒介する．

9. リケッチア

普通の細菌より小さく，生きた細胞の中でしか増殖しない（偏性細胞内寄生性）．核酸として DNA と RNA の両方をもち，細胞壁，タンパク合成系，エネルギー産生系が存在し，抗生物質に感受性を示すなど，細菌としての特性を備えている．節足動物と共存して自然界に分布．ヒトへの伝播は，節足動物（ダニ，ノミ，シラミ）を介して起こる．主として全身の小血管の内皮細胞に侵入して増殖する．テトラサイクリンに感受性がある．検査としては，患者の血液を動物や培養細胞に接種してリケッチアを分離する．また血清診断としてリケッチア抗原に対する IgM 抗体を間接免疫抗体法などにより検出する．

a) *Rickettsia* リケッチア属

発疹チフス群（*Rickettsia prowazekii*, *R. typhi*），紅斑熱群（*R. rickettsii*, *R. japonica*）に大別される．

1) *R. prowazekii* 発疹チフスリケッチア

発疹チフスの病原体．シラミによって媒介される．現在，日本には存在しない（バルカン，アフリカ，南米などにみられる）．致命率高い．感染源となる患者の隔離，シラミの駆除が重要．

2) *R. typhi* 発疹熱リケッチア

発疹熱の病原体．ネズミをリザーバー（保有動物），ネズミノミをベクター（媒介動物）とする．ヒトは，このネズミノミに刺されて感染する．西日本を中心に存在．軽症，予後良好．

3) *R. rickettsii* ロッキー山紅斑熱リケッチア

ロッキー山紅斑熱の病原体．アメリカのロッキー山地方を中心に存在．ダニが媒介．ダニに刺されて 2〜8 日後に発症．

b) *Orientia tsutsugamushi* 恙虫病リケッチア

以前はリケッチア属に分類されていたが，新しい属として分類された．つつが虫病の病原体（東アジア，日本）．ツツガムシがこの病気のリザーバーでありベクターである．ツツガムシが幼虫の時期だけ哺乳動物を吸血する．山林や草地などで感染後，刺口（さしくち；刺された部位の皮膚に丘疹，硬結，水泡，潰瘍がみられること），局所のリンパ節腫脹，悪寒，高熱，全身におよぶ発疹などの症状で発症する．致命率高い．テトラサイクリン系抗菌薬が有効．

c) *Coxiella* コクシエラ属

以前はリケッチアのグループに分類されていた．Q熱の病原体（*Coxiella burnetii*）．家畜-ダニの感染環を形成．ダニの排泄物の吸引，汚染食品の摂取により感染．

10. クラミジア科

リケッチアと同じく偏性細胞内寄生体（グラム陰性細菌）．独特な増殖環をもつ（小型の基本小体か，大型の網様体のいずれかの形をとる）．タンパク合成系をもっているがエネルギー産生系をもたない．種特異的共通抗原（リポ多糖）と型特異抗原（タンパク）をもつ．テトラサイクリン系抗菌薬が有効．

a) *Chlamydia trachomatis* トラコーマクラミジア

トラコーマ型（A，B，Ba，C〜Kの12の血清型がある）と鼠径リンパ肉芽腫症型（L1〜L3の3つの血清型がある）が，ヒトに病原性を示す．トラコーマ型は，トラコーマ（血清型A，B，Ba，C）および非淋菌性尿道炎（血清型D-K）の病原体である．トラコーマは伝染性の慢性角結膜炎で，衛生状態の悪い開発途上国などで流行がある．非淋菌性尿道炎は性感染症の一つで尿道炎，前立腺炎，子宮頸管炎などを起こす．鼠径リンパ肉芽腫症型は性感染症である鼠径肉芽腫症を起こす．現在はまれ．

b) *Chlamydia psittaci* オウム病クラミジア

オウム病 psittacosis（またはトリ病 ornithosis）の病原体．感染したトリの排泄物を直接または間接に吸入することによってヒトへ伝播される．肺炎を中心とした全身感染．

c) *Chlamydia pneumoniae* 肺炎クラミジア

ヒトからヒトへ気管支炎や肺炎を起こす．動脈硬化性の循環器疾患との関連も報告されている．

11. 真菌

真菌感染症は感染部位に基づいて，深在性真菌症，深部皮膚真菌症，表在性真菌症の3つのカテゴリーに大別される（表2-6-6，7）．また，真菌学的検査法には，直接鏡検法，病理組織学的検査，培養検査，血清学的検査，分子生物学的検査がある．真菌症の治療としては，深在性真菌症にはアムホテリシンB，フルシトシン，イミダゾール系抗菌剤（ケトコナゾール，ミコナゾールなど）などの全身投与，皮膚糸状菌症にはグリセオフルビンの内服，クロトリマゾール，ナイスタチン，ナフチオメートT，ピマリシン，サリチル酸などの外用が行われる．

12. ウイルス

原核細胞や真核細胞と違い，核酸としてDNAかRNAのいずれか一方しかもたず，核酸とそれをおおっているタンパクの殻（カプシド）からなる粒子として存在する．その外側にエンベロープとよばれる膜をおおっているものもある．生物の基本的な性質である細胞構造を欠いており，エネルギー産生機構，タンパク合成機構が存在しないので，増殖はすべて宿主細胞に依存する．

a) *Poxviridae* ポックスウイルス科

大型のDNAウイルス．細胞質内で増殖して封入体をつくる．

1) Variola（smallpox）virus 痘瘡ウイルス

痘瘡（天然痘 smallpox）の病原体．1980年にWHOから根絶宣言が出された．

2) Molluscum contagiosum virus 伝染性軟疣（ゆう）ウイルス

皮膚に局所的に感染し，軟疣または軟属腫とよばれるやわらかいイボを生ずる．接触

表2-6-6 代表的な真菌症とその起因菌

カテゴリー	疾患名	主な病型	起因真菌
深在性真菌症 （日和見感染型）	カンジダ症	皮膚カンジダ症，粘膜カンジダ症 消化管カンジダ症，尿路カンジダ症 カンジダ髄膜炎，カンジダ血症	*Candida albicans*, *C. tropicalis* *C. parapsilosis*, *C. glabrata* その他の *Candida* spp.
	アスペルギルス症	肺アスペルギルス症 播種性アスペルギルス症	*Aspergillus fumigatus*, *A. flavus* その他の *Aspergillus* spp.
	クリプトコッカス症	肺クリプトコッカス症 クリプトコッカス髄膜炎	*Cryptococcus neoformans*
	接合菌症	肺接合菌症 副鼻腔・脳接合菌症	*Rhizopus* spp., *Mucor* spp. *Mucor* spp., *Absidia* spp., その他の接合菌
	ニューモシスチス・ カリーニ感染症	カリーニ肺炎	*Pneumocystis carinii*
深部皮膚真菌症	スポロトリコーシス	リンパ管型スポロトリコーシス	*Sporothrix schenckii*
	黒色真菌感染症	クロモミコーシス 黒色糸状菌症	*Fonsecaea pedrosoi* *Exophiala dermatitidis*
表在性皮膚真菌症	皮膚糸状菌症 （白癬）	体部白癬，足白癬，爪白癬 頭部白癬	*Trichophyton rubrum* *T. mentagrophytes* *Microsporum canis* *Epidermophyton floccosum* その他の皮膚糸状菌
	皮膚・粘膜 カンジダ症	カンジダ性爪囲爪炎，粘膜皮膚 カンジダ症，口腔カンジダ症 腟カンジダ症，カンジダ性間擦疹	*Candida albicans* *C. glabrata* その他の *Candida* spp.
	皮膚マラセチア症	癜風，マラセチア毛包炎， 脂漏性皮膚炎	*Malassezia furfur*
	黒癬		*Hortaea werneckii*

表2-6-7 地域流行型深在性真菌症

疾患名	原因真菌	分布・感染様式
ヒストプラスマ症	*Histoplasma capsulatum*	米国中部・西部の諸州の風土病．東南アジア，アフリカにも散発例がみられる．トリやコウモリの糞に好んで発育し，塵埃によって菌が拡散する．この菌を吸入することにより感染する．感染者のほとんどが不顕性感染となるが，一部は肉芽腫性の全身感染に進展する．
ブラストミセス症	*Blastomyces dermatitidis*	米国南東部，中部の諸州にみられる．菌は土壌中に生息し，塵埃により経気道的に感染すると考えられている．全身性の膿性の肉芽腫疾患を起こす．
パラコクシジオイデス症	*Paracoccidioides brasiliensis*	ブラジルをはじめとする中南米諸国の風土病．土壌中，植物表面の菌の吸入または創傷により感染する．慢性進行性の肉芽腫性病変を起こす．
コクシジオイデス症	*Coccidioides immitis*	米国南西部，中南米の一部の乾燥地帯にみられる．菌は土壌中や齧歯類の糞に生息する．塵埃の吸入によって感染する．分節型分生子は感染力が強く実験室内感染の危険度の高い病原真菌である．

によって皮膚から皮膚へ伝染する．小児に多い．

b) **Herpesviridae** ヘルペスウイルス科

2本鎖DNA，正20面体のカプシド，感染細胞の核膜に由来するエンベロープをもつ．感染後は生体内に潜伏感染を起こし，生涯にわたってその宿主と共存する．潜伏したウイルスは，宿主の状態の変化に際して再活性化し発症することがある．

1) **Herpes simplex virus type 1 & type 2** 単純ヘルペスウイルス（1型および2型）（**human herpes virus 1 & 2**）

一般に1型は口腔，口唇，角膜，中枢神経など上半身，2型は生殖器を中心に下半身に感染することが多い．小児期に HSV-1 の初感染を受け，ほとんどのヒトは不顕性感染で経過する（一部はヘルペス性歯肉口内炎，角膜炎として発症）．思春期以後は，性行為により HSV-2 の初感染を受け（性感染症），性器ヘルペスを生ずる．女性の場合，生殖器に多数の水泡やびらんを生じ，激痛を伴う．初感染の後ウイルスは皮膚や粘膜を伝って神経節に達し，そこに潜伏する（HSV-1 は三叉神経節，HSV-2 は仙骨神経節）．潜伏ウイルスは種々の誘因（発熱，月経，過労，ストレス，免疫抑制療法など）で再活性化し，口唇部，陰部に病気を再発させる．

2) **Varicella-zoster virus（VZV）** 水痘・帯状ヘルペス（**human herpes virus 3**）

小児に初感染により水痘を，その後神経節に潜伏し，成人になって再活性化することにより帯状ヘルペス（帯状疱疹）を起こす．水痘は 2～8 歳児に好発．全身に水疱．水疱内容や気道分泌物が感染源となる．伝染力強い．不顕性感染は少なく，感染者のほとんどが発病する．予防には，弱毒生ワクチン，免疫グロブリン製剤が用いられる．

3) **Epstein-Barr virus（EBV）** EBウイルス（**human herpes virus 4**）

Bリンパ球に感染してトランスフォーメーションを起こし，リンパ芽球様細胞となって無限に増殖する．日本人の場合は3歳くらいまでにほとんどのヒトが初感染して無症状に経過する．思春期に初感染を受けると伝染性単核症 infectious mononucleosis（発熱，リンパ節腫脹，異型リンパ球の増加を主症状，予後良好）を起こす．バーキットリンパ腫，上咽頭がんなどの腫瘍の発生に関与していると考えられている．

4) **Cytomegalovirus（CMV）** サイトメガロウイルス（**human herpes virus 5**）

感染によって核内封入体をもつ巨細胞を作る．胎盤を通した感染では先天性巨細胞封入体病がみられることがある．後天的な感染では普通症状はみられない．潜伏感染．免疫抑制療法の経過中に再活性化して日和見感染を起こす．

5) **Human herpes virus 6**

突発性発疹（roseola or exanthem subitum）を起こす．

c) **Adenoviridae** アデノウイルス科

2本鎖DNA，252個のカプソメアからなる正20面体のカプシド．ヒトアデノウイルスは 1～41型に分けられる．咽頭結膜熱（3型，7型；プール熱ともよばれる），流行性角結膜炎（8型が多い），急性熱性咽頭炎（1, 2, 4, 5型が多い；冬季に乳幼児に散発し，かぜ様症状を示す），胃腸炎（40, 41型）などの疾患の原因となる．

d) **Papovaviridae** パポバウイルス科

環状2本鎖DNA，正20面体のカプシド．腫瘍を作る．

  1）**Human papilloma virus** ヒト乳頭腫ウイルス
    1〜42型に分けられる．ヒトにイボをつくる．一部病型によってはがん化するが，多くは良性である．
e）**Parvoviridae** パルボウイルス科
    1本鎖DNA，正20面体（32個のカプソメア）のカプシド．小児の伝染性紅斑の病原体．
f）**Hepadnaviridae** ヘパドナウイルス科
    Hepatitis B virusが属す．2本鎖DNA，DNAポリメラーゼ，HBs抗原，HBc抗原，HBe抗原がある．B型肝炎の病原体．主として血液を介して，非経口的に感染し発症する．一部は劇症肝炎になり，死にいたる場合もある．慢性肝炎を経て一部は肝硬変，肝がんへと移行する．
g）**Orthomyxoviridae** オルトミキソウイルス科
    7〜8の断片に分かれたRNAを含むらせん状のヌクレオカプシドおよびエンベロープをもつ．インフルエンザウイルスが属し，ヌクレオカプシドの抗原性の違いに基づいて，A，B，C型に分けられる．
  1）**Influenza virus type A** A型インフルエンザウイルス
    エンベロープ表面に2種類の短い多数の突起，赤血球凝集素（HA）とノイラミニダーゼ（NA）がある．この2つの抗原性の違いにより数種の亜型に分けられる．これらの抗原は連続変異や不連続変異（遺伝子再集合ともいい，トリなどの動物のウイルスRNAと混ざり合った全く新種のウイルスが出現する）により変異しやすい．特に不連続変異が起こると世界的な大流行を起こす．飛沫感染し，1〜4日の潜伏期の後，高熱，頭痛，筋肉痛，せき，くしゃみなどを症状として発症．肺炎にすすむ場合もある．HAとNAを精製した成分ワクチン接種による予防が行われている．
  2）**Influenza virus type B** B型インフルエンザウイルス
    ヒトにのみ感染し，不連続変異はみられない．連続変異により小規模の流行を起こす．
  3）**Influenza virus type C** C型インフルエンザウイルス
    ヒトにのみ感染して呼吸器感染症を起こす．
h）**Paramyxoviridae** パラミキソウイルス科
    オルトミキソウイルスに似る．RNAは1分子，ヌクレオカプシドはインフルエンザウイルスより大きい．
  1）**Measles virus** 麻疹ウイルス
    ヒトとサルに感染する．飛沫感染により麻疹（はしか）を起こす．伝染力が強い．約10日の潜伏期の後，発熱，せき，眼の充血で発病し，約3日後にやや大型の発疹を生ずる．口腔粘膜にコプリック斑が認められる．発疹は2〜5日間続き，合併症がなければ自然治癒する．合併症を起こすことが多い．弱毒生ワクチン接種による予防が行われている．ごくまれに数年から十数年後に亜急性硬化性全脳炎 subacute sclerosing panencephalitis（SSPE）を起こすことがある．
  2）**Mumps virus** ムンプスウイルス
    流行性耳下腺炎（おたふくかぜ）の病原ウイルス．患者からの飛沫により感染し，18〜21日の潜伏期の後，発熱と唾液腺（耳下腺および顎下腺）の腫脹・痛みで発症する．

5〜15歳の小児に多い病気である．合併症として髄膜炎，脳炎，睾丸炎，卵巣炎などがある．予後良好．弱毒生ワクチンによる予防が可能．

3) Parainfluenza virus　パラインフルエンザウイルス

主として小児に咽頭炎，喉頭炎，気管支炎を起こす．

4) Respiratory syncytial virus　RSウイルス

乳幼児に気道感染（細気管支炎）を起こす．

i) Togaviridae　トガウイルス科

小型のウイルス．1本鎖のRNA，エンベロープをもつ．アルファウイルス属とルビウイルス属があり，前者には節足動物媒介性のウイルスの一部が，後者には風疹ウイルスが含まれる．

Rubella virus　風疹ウイルス

飛沫感染によって，ヒトからヒトへ（トガウイルスとしては例外的）水平伝播して風疹を，また母胎から胎盤を介して胎児に垂直伝播して先天性風疹症候群を起こす．不顕性感染多い．14〜20日の潜伏期で発病し，発熱，顔および耳の後ろから次第に胸腹部に広がる発疹，リンパ節腫脹が現れる．妊娠初期（3カ月以内）に，妊婦が感染すると胎児感染により胎児に発育障害が起こり，奇形児が生まれることがある．弱毒生ワクチンにより予防する．

j) Flaviviridae　フラビウイルス科

1本鎖のRNA，エンベロープをもつ．フラビウイルス属とヘパカウイルス属がある．ヘパカウイルスにはC型肝炎ウイルスが属する．

1) Japanese encephalitis virus　日本脳炎ウイルス

日本，韓国，東南アジアなどに分布．ブタと蚊（コガタアカイエカ）のあいだに自然の感染環がある．ウイルスをもつ蚊に吸血されることによりヒトが感染する．不顕性感染多く，発病は2,000人に1人くらいといわれる．発熱，髄膜炎症状で発症し，脳炎にすすむ．致命率は高い．不活化ワクチンによる予防が可能．

2) Yellow fever virus　黄熱ウイルス

黄熱（出血性の黄疸と腎炎を伴う疾患）の病原ウイルス．アフリカ，南米の赤道地帯にみられる．ネッタイシマカによって媒介．日本にはない．弱毒生ワクチン接種による予防が行われている．

3) Dengue virus　デング熱ウイルス

ヒトにデング熱（頭痛，背部痛，四肢痛を伴う急性の熱性疾患）とデング出血熱を起こす．ネッタイシマカが媒介．東南アジア，インドを中心に全世界に分布．日本にはない．

4) Hepatitis C virus　C型肝炎ウイルス

輸血後肝炎の主な原因ウイルスである．輸血後約1〜3カ月の潜伏期を経て，肝炎を発症する．慢性肝炎になりやすくその後肝硬変，肝がんへと移行する．

k) Picornaviridae　ピコルナウイルス科

小型の1本鎖RNAをもつ．正20面体．エンベロープをもたない．

1) Enterovirus　エンテロウイルス

経口的に侵入して，咽頭または腸管粘膜に感染する．局所で増殖したウイルスは，血

中に入り中枢神経を含む他の器官に広がり，一部は消化管腔内にでて糞便中に排泄される．Poliovirus ポリオウイルス，Coxsackievirus コクサッキーウイルスA群，B群，Echovirus エコーウイルス，Enterovirus エンテロウイルスに分類されている．急性灰白髄炎（小児麻痺，ポリオ）はポリオウイルスによって起こる．弱毒生ワクチンによって予防可能である．その他のエンテロウイルス感染症として，無菌性髄膜炎（コクサッキーB群，エコーウイルス），ヘルパンギーナ（コクサッキーA群），発疹症（エコーウイルス），手足口病（コクサッキーA16，エンテロウイルス71），急性出血性結膜炎（エンテロウイルス70），急性結膜炎（コクサッキーA24），心筋炎・心嚢炎（コクサッキーB群）などがある．

2）**Rhinovirus** ライノウイルス

かぜ症候群の原因ウイルスのひとつ．114以上の血清型がある．

3）**Heparnavirus** ヘパルナウイルス

A型肝炎の病原体であるA型肝炎ウイルスが属している．1本鎖のRNA，正20面体のカプシドをもつ．消毒剤や熱に強く，60℃1時間の加熱に耐える．汚染された貝類の摂取や水系感染などにより感染する．不活化ワクチンが予防に用いられる．

l）**Reoviridae** レオウイルス科

2本鎖のRNA．エンベロープはない．

Rotavirus ロタウイルス

小児のウイルス性胃腸炎（小児仮性コレラ）の病原体．主に2歳以下の子供がかかる．冬に多く，嘔吐をもって発症し，水様の下痢（白色便）が続く．便中にウイルスが排泄される．

m）**Rhabdoviridae** ラブドウイルス科

1本鎖のRNA．エンベロープをもつ．弾丸状の特異な形態をもつ．

Rabies virus 狂犬病ウイルス

神経組織および唾液腺でよく増殖する．感染を受けた犬などの動物にかまれると，唾液中のウイルスが体内に侵入し，末梢神経を通って脊髄，脳に達して増殖し，狂犬病を起こす．潜伏期は1～数カ月．日本，オーストラリア，イギリスにはみられない．ネグリ小体は，感染細胞の細胞質内にみられる抗酸性の封入体で診断に有用である．不活化ワクチンによる予防が可能．

n）**Coronaviridae** コロナウイルス科

1本鎖RNA，エンベロープをもつ．かぜ症候群の原因ウイルスの一つ．

o）**Arenaviridae** アレナウイルス科

1本鎖RNA．エンベロープをもつ．球状，または多形性．齧歯類に持続感染している．

Lassa virus ラッサウイルス

西アフリカ（ナイジェリア，リベリア，シェラレオネ）の野ネズミが保有．ラッサ熱（高熱，顔面・胸部の皮下出血．致命率高い）の病原体．国際伝染病，指定伝染病．

p）**Bunyaviridae** ブニヤウイルス科

1本鎖RNA（3分節），エンベロープをもつ．

Hantaan virus ハンタンウイルス

腎症候性出血熱 hemorrhagic fever with renal syndrome（韓国型出血熱）の病原体．

q) **Retroviridae** レトロウイルス科

1本鎖RNA，正20面体のカプシド，エンベロープ，逆転写酵素をもつ．逆転写酵素によりRNAから2本鎖のDNAがつくられ，宿主細胞の染色体DNAに組み込まれる．ヒトのレトロウイルス感染症には，成人T細胞白血病（adult T cell leukemia），エイズAIDS（続発性免疫不全症候群 acquired immunodeficiency syndrome）がある．成人T細胞白血病はT細胞由来の慢性リンパ性白血病で，原因ウイルスはHTLV-1（human T cell leukemia virus type 1）である．日本では九州地方出身者に患者が多い．40歳以上に好発する．エイズは，ヒト免疫不全ウイルス human immunodeficiency virus（HIV）が病原体で，感染により慢性で進行性の免疫不全が起こる．その結果，種々の日和見感染，カポジ肉腫，リンパ腫などが起きる．血液，精液，唾液，性器分泌物などに存在する．性行為（特に男性同性愛），麻薬常習，輸血，母子感染などにより感染．2～5年の潜伏期の後に発症する．

13. 原虫

a) *Entamoeba histolytica* 赤痢アメーバ

大腸に寄生して膿粘血便などのアメーバ赤痢の原因となる．肝に侵入して膿瘍をつくることもある．栄養型（ameba）と嚢子（cyst）の2つの型をとる．治療には塩酸エメチン，メトロニダゾール，クロロキンなどが使われる．

b) *Trichomonas vaginalis* 膣トリコモナス

女性の膣，尿道に寄生して膣炎，尿道炎の原因となる．鞭毛虫類に属す．メトロニダゾール，トリコマイシンが治療に用いられる．

c) *Giardia lamblia* ランブル鞭毛虫

鞭毛虫類の原虫．小腸に寄生して下痢を起こす．大腸に入ると嚢子となり便中に排泄される．アテブリン，メトロニダゾールが有効．

d) *Trypanosoma* トリパノソーマ属

鞭毛虫類に属す．日本にはない．トリパノソーマ症の原因となる．ガンビアトリパノソーマ *Trypanosoma gambiense*，ローデシアトリパノソーマ *T. rhodesiense* はそれぞれアフリカ中西部および東部でアフリカトリパノソーマ症（睡眠病）の病原原虫で，ツェツェバエの吸血により感染が媒介される．クルーズトリパノソーマ *T. cruzi* は中南米に分布するアメリカトリパノソーマ症（シャーガス病）の原因となっている．サシガメにより媒介される．

e) *Leishmania* リーシュマニア属

ヒトにリーシュマニア症を起こす．日本にはない．サシチョウバエの吸血により媒介される．鞭毛虫類に属し，内臓リーシュマニア症（カラアザール）を起こすドノバンリーシュマニア *Leishmania donovani*，皮膚リーシュマニア症を起こす熱帯リーシュマニア *L. tropica*，アメリカリーシュマニア症を起こすブラジルリーシュマニア *L. braziliensis* がある．5価のアンチモン製剤が有効である．

f) *Balantidium coli* 大腸バランチジウム

鞭毛虫類に属す．大腸に定着し，赤痢様の腸炎（バランチジウム症）を起こすことが

ある．テトラサイクリンが有効．

g) ***Plasmodium*** マラリア原虫

　　胞子虫類に属す．マラリアmalariaの病原体である．日本にはないが，世界的にみれば人類にとって重要な感染症の一つである．ハマダラカの吸血によって媒介される．マラリアは赤血球に侵入し増殖する．原虫が増殖し赤血球が破壊されて血流中に放出されると，悪寒・戦慄や発熱の症状が起こる．このようなマラリア原虫の赤血球内増殖サイクルに関連した周期的な発熱がマラリアの特徴である．マラリア原虫には，三日熱マラリア原虫 *Plasmodium vivax*，四日熱マラリア原虫 *P. malariae*，熱帯熱マラリア原虫 *P. falciparum*，卵形マラリア原虫 *P. ovale* の4種が知られている．熱帯熱マラリア原虫は熱帯熱マラリアの病原体であるが，他のマラリア原虫と比べ悪性であり脳症状，消化器症状，ショック症状などを伴い致命率が高い．治療には，クロロキン，プリマキン，ピリメサミン，サルファ剤，キニンなどが使用される．

h) ***Toxoplasma gondii*** トキソプラズマ原虫

　　胞子虫類に属す．トキソプラズマ症の原因となる．ネコの糞便で汚染された食物や調理不完全な感染獣肉摂取による経口感染やネコとの接触による経皮感染などが主な感染経路である．ほとんどは不顕性感染であるが，妊婦が初感染を受けると胎児に感染して先天性トキソプラズマ症となることがある．栄養型の虫体は半月形をしている．治療にはピリメサミン，サルファ剤，スピラマイシンなどが使用される．

〈岡村　登〉

7 病理検査

　病理検査は，患者から採取した組織や，尿・喀痰など排泄物，あるいは腹水・胸水などの体腔液から標本を作製し，目的に応じた染色を施して顕微鏡で観察し，細胞や組織の形態学的な変化から疾患の診断や病態などを把握するために行う検査である（図2-7-1）．

A 細胞診検査 Cytology

　細胞診検査は，体液中の細胞や，病変部を洗浄したり，擦過したり，あるいは注射器で吸引したりして採取した細胞を顕微鏡で観察して，異常細胞の有無を判定するものである．比較的簡単に検体が採取でき，また腫瘍細胞を検出するのに有用であることから，がんの集団検診やスクリーニング検査としてしばしば行われる．また，繰り返して検査できるので，治療効果の判定や経過観察にも利用される．ことに腫瘍細胞の発見に有用

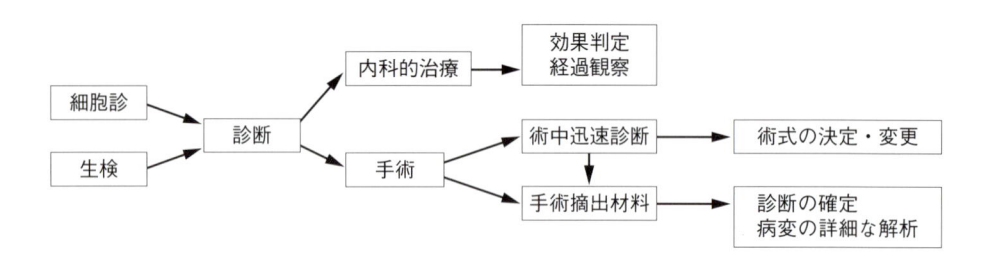

図 2-7-1 病理検査の流れ

表 2-7-1 主な細胞診検査とその目的

細胞診材料	目的
喀痰	肺がん（扁平上皮がん，小細胞がんなど）のスクリーニング
尿	膀胱がん・腎がんなど泌尿器系腫瘍のスクリーニング
婦人科材料	子宮がんのスクリーニング
体腔液	腫瘍細胞の有無の検索
擦過材料	気管支の擦過材料による肺がんの検索
穿刺吸引材料	乳腺・リンパ節・甲状腺などの腫瘍の検索

表2-7-2 部位別にみた検体採取法

膣, 子宮		
膣	擦過	綿球, 綿棒, 木製ヘラ
	吸引	ピペット
子宮頸部	擦過	綿球, 綿棒, 木製ヘラ
子宮頸部内膜	擦過	綿球, 綿棒
子宮内膜	擦過	エンドサイト
	吸引	吸引チューブ, カニューレ, ネラトンカテーテル
呼吸器		
喀痰	喀出	
気管支	擦過, 洗浄	
肺	穿刺吸引（経気管支的, 経皮的）	
消化管		
消化管	洗浄	
	吸引	十二指腸ゾンデ
	擦過	
	捺印	生検組織用検体
肝, 胆, 膵	吸引	十二指腸ファイバースコープ, 経皮経肝的胆道造影法（PTC）, 内視鏡的逆行性胆道膵管造影法（ERCP）
	穿刺吸引	腹腔鏡併用
泌尿器		
尿路	自然尿, 膀胱洗浄法, 尿道カテーテル法	
腎	穿刺吸引	
前立腺	穿刺吸引	
体腔液		
胸水, 腹水, 心囊液, 髄液, 関節液	穿刺吸引	
その他の臓器		
乳腺	擦過	
	直接塗抹	乳汁
	穿刺吸引	
皮膚, 口腔	擦過	
唾液腺, リンパ節 骨, 軟部組織	穿刺吸引	
組織診用の全検体（生検・手術・剖検材料）	捺印	

で, がんの早期診断, 集団検診に用いられる（表2-7-1）.
　喀痰, 婦人科材料, 擦過材料, 穿刺吸引材料は, スライドグラスに塗抹し, 標本を作製する（表2-7-2, 図2-7-2）. 喀痰は, 雑菌や唾液などの混入を避けるためにうがいをさせてから採取するとよい. 腹水や胸水などの体腔液や尿は, 1500回転/分で5分間遠心してから沈渣を塗抹して標本を作製する.

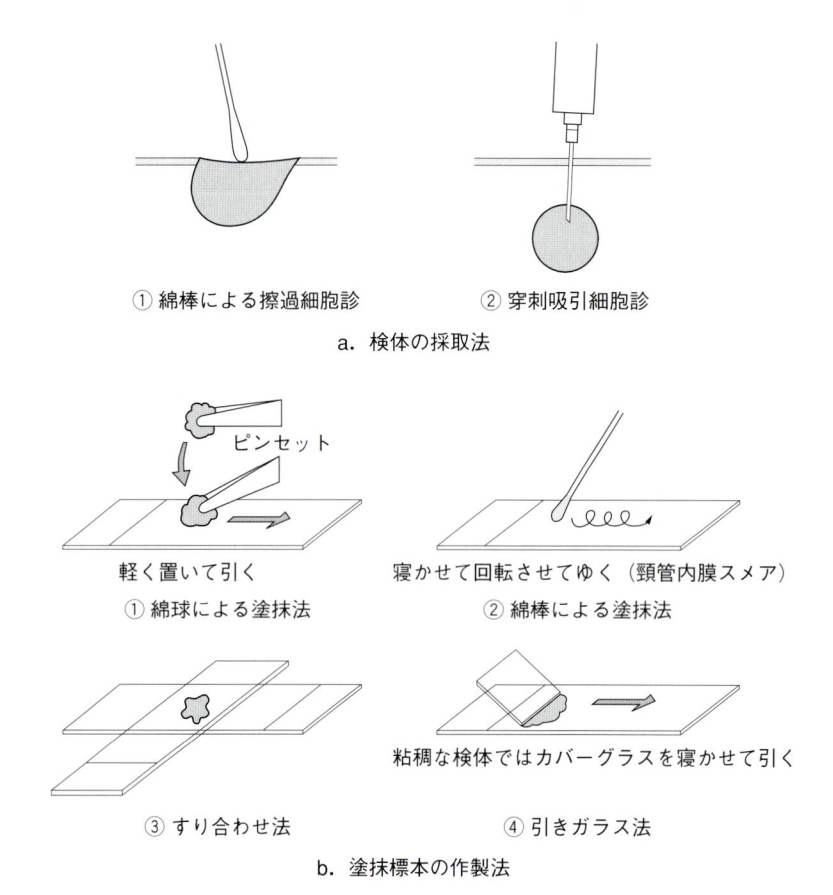

① 綿棒による擦過細胞診　　② 穿刺吸引細胞診

a. 検体の採取法

ピンセット

軽く置いて引く　　　　　寝かせて回転させてゆく（頸管内膜スメア）
① 綿球による塗抹法　　　② 綿棒による塗抹法

粘稠な検体ではカバーグラスを寝かせて引く

③ すり合わせ法　　　　　④ 引きガラス法

b. 塗抹標本の作製法

図2-7-2　検体の採取法と塗抹標本の作製法

　塗抹標本は乾燥しないうちに固定する．固定は，エーテル・95％エチルアルコール等量液，95％エチルアルコール液，スプレー式固定液などがあり，用途に応じて使い分ける．染色は，腫瘍細胞を発見する目的には，通常，パパニコロー Papanicolaou染色を行う．細胞の性質によっては，他の染色法を行うことがある．パパニコロー染色では，細胞の異型性から5段階に分けて判定する（表2-7-3，図2-7-3，4）．クラスIV以上の場合にはがんの可能性が高く，精密検査を行って確定診断をする．クラスIIIの場合には，再検査を繰り返し，慎重に判定する．

　なお，検体が正しく採取されていなかったり，固定するまでに時間がたちすぎて細胞が変性してしまっていれば，正確に診断することはできない．また，たとえ悪性腫瘍であっても，常に検体に腫瘍細胞が検出されるわけでもなく，細胞診による診断には限界のあることに注意が必要である．

表2-7-3 パパニコロー分類

分類	判定基準
I	異型細胞はみられない
II	異型細胞をみとめるが，悪性の疑いはない
III	異型細胞をみとめるが，悪性とは判断できない
IV	悪性の疑いが濃厚な異型細胞をみとめる
V	悪性と判定できる細胞をみとめる

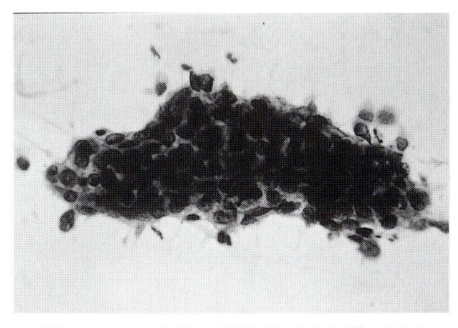

図2-7-3 喀痰の細胞診（小細胞がん） 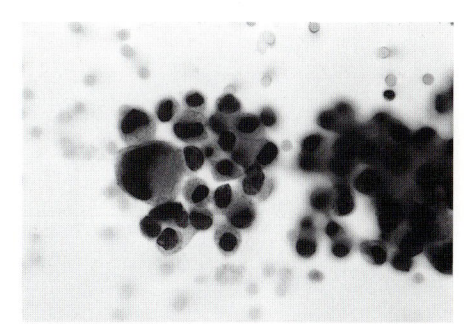　　図2-7-4 尿の細胞診（移行上皮がん）

B 病理組織検査 Pathohistology

　細胞診検査では，個々の細胞についての異型性や悪性度はわかるが，組織全体の病変を判断することはできない．このため，悪性腫瘍を確実に診断することは困難である．さらに腫瘍以外の疾患は炎症細胞の浸潤とか線維化などといった臓器組織全体の変化で診断するので，細胞診検査で診断することはできない．

　このような意味から，正確に病理診断を行うには，病変のある臓器から組織を取り出し，それを顕微鏡で観察することが重要である．このような検査法を病理組織検査という．病理組織検査には，患者の臓器組織を針やメスを使って一部生体外に取り出して検査する生検，手術時に病変組織を切除して速やかに検査する術中迅速病理診断，さらに手術で摘出した臓器について検査する方法がある．

1. 生検（バイオプシー biopsy）

　体表面などは直接確認しながら，あるいは体内の臓器は内視鏡でみながら，病変のある臓器を針で刺して吸引したり，メスで切り取ったりして検体とする（図2-7-5）．検体はホルマリンで固定し，薄い切片の標本を作製してヘマトキシリン-エオジン染色などを施して検鏡する．がんの早期診断などに有用である（図2-7-6）．

　生検した後は，安静にして，出血がないかどうかを注意深く観察することが重要である．もしも大量に出血したような場合には，すぐに止血処置を講じなければならない．

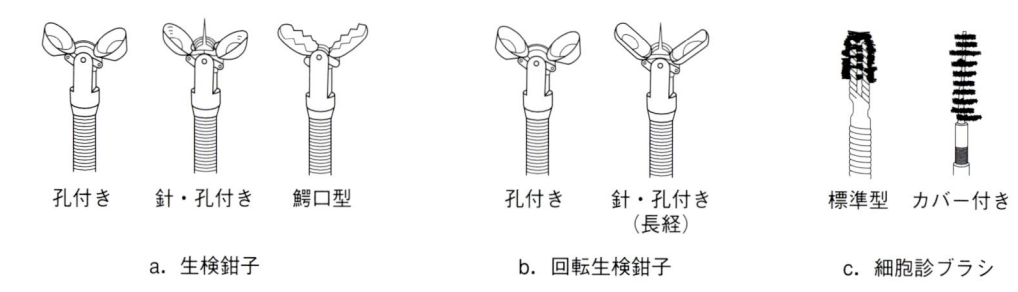

孔付き　針・孔付き　鰐口型　　　孔付き　針・孔付き　　標準型　カバー付き
　　　　　　　　　　　　　　　　　　　　（長経）
　　　　a. 生検鉗子　　　　　　　b. 回転生検鉗子　　　　c. 細胞診ブラシ

図2-7-5　内視鏡検査で用いられる生検鉗子，細胞診ブラシの例

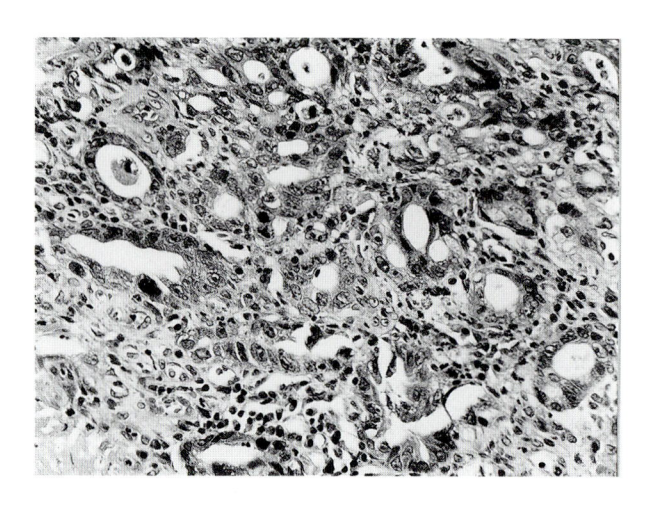

図2-7-6　生検による胃がんの診断
胃がん細胞（病理組織診断）（松原修博士提供）

　　生検による病理組織検査での診断価値は大きい．しかし，臓器によっては病変部位を採取しにくいこともあり，この場合には正しく診断できない．

2. 迅速病理検査

　　生検を行えない臓器のときや，生検では診断が不確実なときに，手術を行い，手術中に病変部位の組織を調べて確定診断する検査である．検体は急速に凍結し，迅速に標本を作製して診断する．早ければ10〜15分で診断結果がわかり，手術をどのように続けるか，治療方針を選択するのに有用な情報を提供する．
　　たとえば，乳がんが疑われるが確定診断のつかない場合，手術で病変部位を切開し，直視下で組織を採取して即座に病理診断が下される．もしも悪性腫瘍であると判明すれば，悪性腫瘍に対する根治手術が続けられる．一方，良性疾患と確定診断されれば，手術は終了されることとなる．
　　このように，手術の方針に決定的な情報を与えるので，検査結果が速やかに報告されることが重要である．

実際に手術中での検体の処理に当たっては，検体は固定しないで，すぐに病理検査室に届ける．生理食塩水には入れないようにする．病理検査室では検体を－30℃で急速に凍結し，切片を作って病理検査が行われる．

3. 手術摘出標本検査

手術によって摘出した臓器・組織について病理診断を行うものである．臨床診断の確定とともに，病態の詳しい解析，予後の推測，手術後の治療方針の決定に重要な役割を果たす．

胃がんなどで手術した場合には，特に切断端を検査し，がん細胞の浸潤の有無を判定することが重要である．また，がん細胞の分化度，筋層への深達度，血管やリンパ管への浸潤の有無も調べられる．腫瘍細胞の分化度や浸潤の程度は，がんの再発や転移と相関しており，患者の予後に大きく影響するからである．

<奈良信雄>

8 生理機能検査

機械工学や電子工学の技術を駆使して，生体外から主として循環機能や呼吸機能，神経・筋活動などを測定するもので，臨床生理検査または生体検査などともいわれる．

A 循環機能検査

1．心電図検査　electrocardiogram（ECG）

心臓に起きる電気的現象を体表面から記録する検査である．心電図検査は心疾患の診断や経過観察のために行われ，特に不整脈や心筋梗塞などの診断に欠かすことができない重要な検査である．

通常は安静にしている状態で心電図検査が行われる．しかし心臓における異常所見は，安静にしているときには現れず，運動したり，あるいは日常生活を送っている最中にみられることが少なくない．そこで，心電図検査は安静時だけでなく，トレッドミル（電

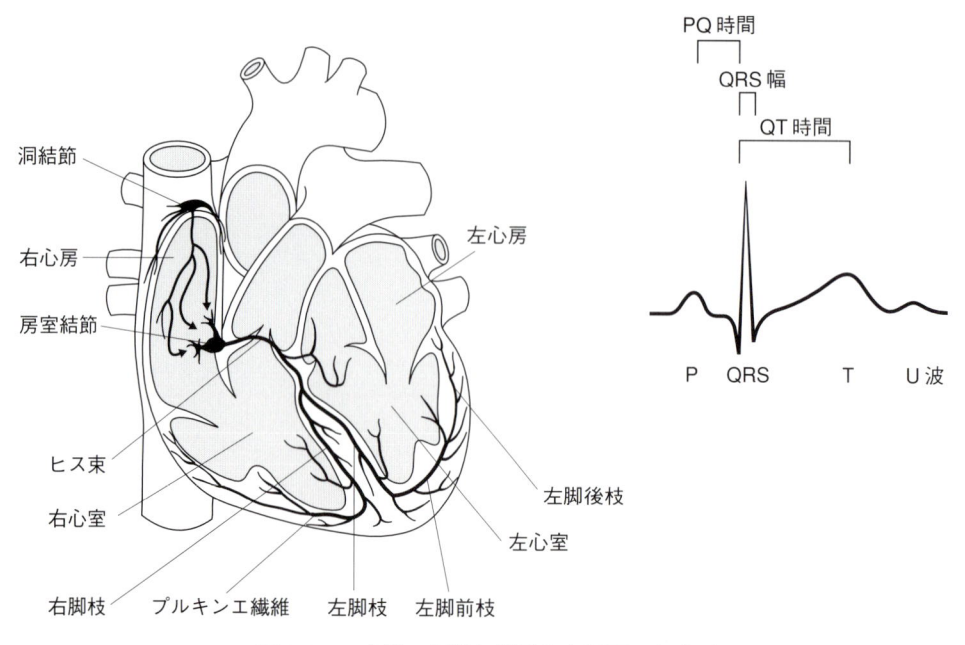

図 2-8-1　心臓の刺激伝導系と心電図の各波形

動式のベルトの上を歩いたり走る）やエルゴメーター（自転車のペダルをこぐ）による運動負荷をかけて心筋虚血状態をみたり，長時間（ふつう24時間）の心電図検査を行うホルター心電図検査なども行われる．

　心臓の拍動は，洞結節に発する電気的刺激が房室結節に伝わり，ヒス束，左右脚枝，プルキンエ線維を経て心筋に伝わって心筋が収縮することで起きる．この電気的刺激の伝導する過程を刺激伝導系といい，それが心電図波形としてとらえられる（図2-8-1）．すなわち，洞結節の刺激による心房の興奮がP波として，心室筋の興奮がQRS波として描出される．心房から心室への伝導時間はPQ時間として表現される．心室筋の脱分極はT波として表れる．

　心電図波形の変化は，不整脈によるリズムの乱れや，ST-T波の変化をみる虚血性変化などで表れる．このため，心電図検査は表2-8-1に示すような疾患を診断する上で有用である．ことに不整脈の診断には心電図検査を欠かすことができず，不整脈は心電図所見から表2-8-2のように分類される．不整脈の心電図所見の例として，心室性期外収縮，心房細動をそれぞれ図2-8-2，図2-8-3に示す．

　また，ホルター心電図を記録すると，日常生活を送っている中で，どの程度の頻度で

表2-8-1　心電図検査の適応となる疾患

●不整脈
●心房・心室肥大症
●虚血性心疾患（狭心症，心筋梗塞）
●心膜炎
●電解質異常（K，Ca）
●薬剤中毒（ジギタリス，キニジンなど）
●心臓に影響する全身性疾患（甲状腺機能亢進症など）

表2-8-2　不整脈の分類

刺激生成異常	
1. 洞結節における刺激生成異常	●洞頻脈
	●洞徐脈
	●洞性不整脈
	●洞停止
2. 異所性刺激生成異常	●期外収縮：心房（上室）・房室接合部・心室性
	●発作性頻拍：上室・心室性
	●粗動および細動：心房・心室性
	●補充収縮・補充調律
刺激伝導異常	
1. 洞房ブロック	
2. 房室ブロック	
3. 脚ブロック：右脚・左脚	
4. 房室バイパス路：WPW症候群，LGL症候群	

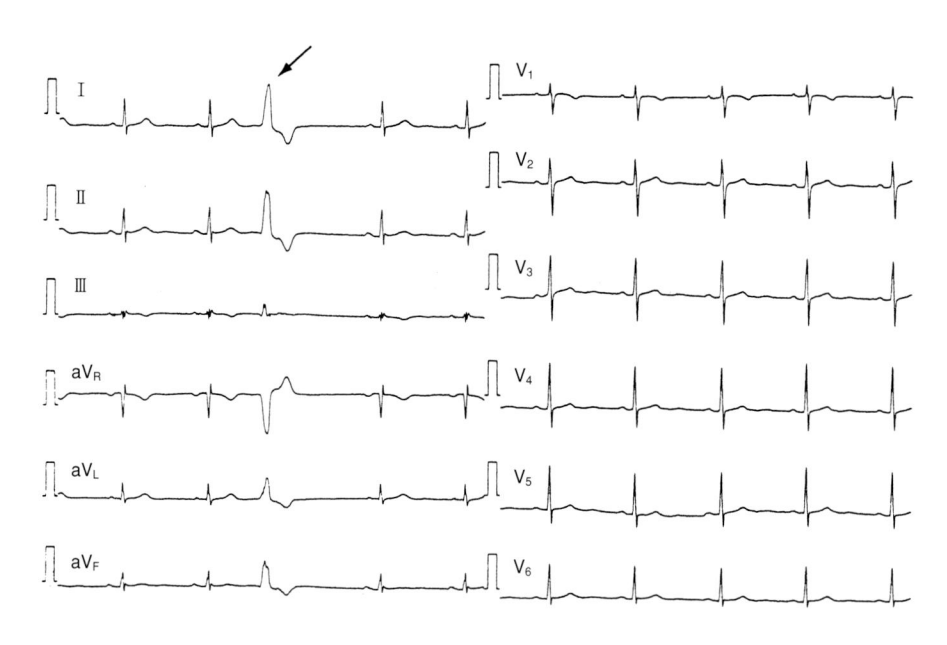

図 2-8-2 心室性期外収縮（矢印）

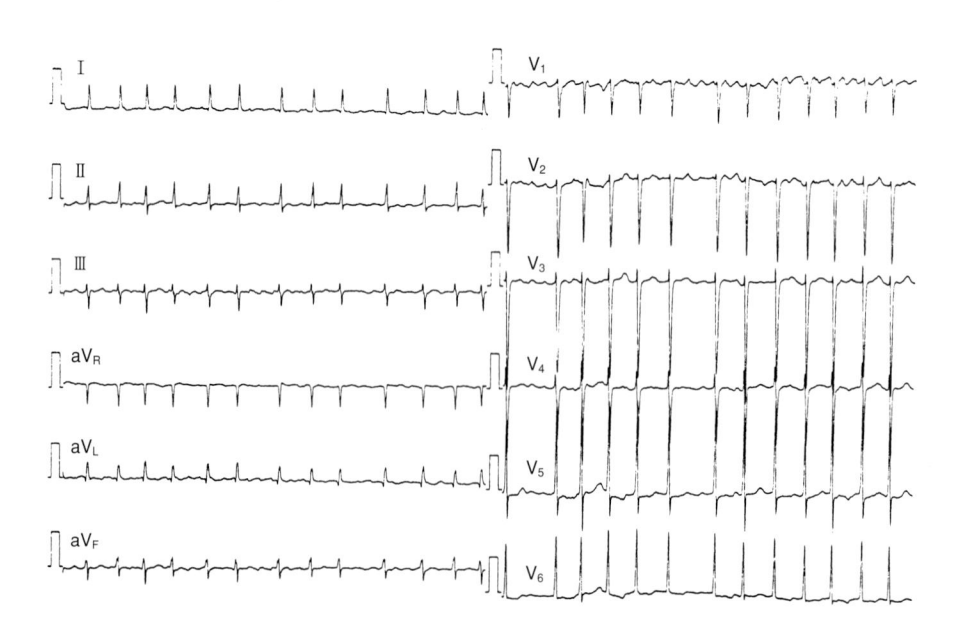

図 2-8-3 心房細動
P波がなく，QRS波が不規則に出ている．

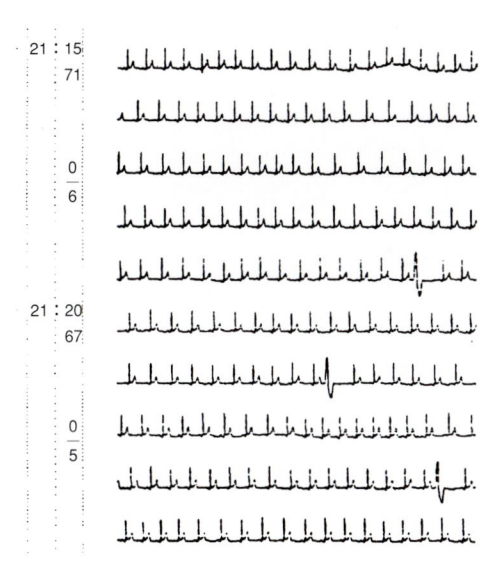

図2-8-4 ホルター心電図の解析
不整脈が時折出現している．

どのような不整脈が出ているのかが確認できる（図2-8-4）．

2. 心臓エコー（超音波）検査　cardiac echogram

　生体に超音波を投射し，反射してくる波（エコー）を検出することによって臓器の所見を描出する検査がエコー検査（超音波検査）である．
　心臓エコー検査では，心筋や心臓弁の厚さや動きを検査できる．また，ドプラ効果（移動している物体に音波が衝突すると，その反射波の周波数が変化する現象）を利用すれば，血流の速度，血流の性状，血流異常の範囲などもわかる．
　こうした性質を応用して，心臓の拍出量，駆出率，左室壁運動速度など心機能を計測したり，先天性心疾患，心臓弁膜症，心筋梗塞，細菌性心内膜炎，心膜炎などの診断，手術の決定などに役立つ（図2-8-5）．

3. 脈波検査　plethysmogram

　心臓の収縮と拡張によって生ずる血管内の圧力の変化，あるいは末梢血管での容積の変化をとらえ，増幅して記録するのが脈波検査である．循環系の血行動態を知るのに有用で，頸動脈波，頸静脈波は，心電図などとともに心機図検査　mechanocardiogram として記録される．
　指先の血行を知る目的で行われるのが指尖脈波検査で，心臓の拍動で生じた波動が動脈を伝わり，指先の血管容積の変動を記録するものである．動脈硬化症，大動脈炎症候群（脈なし病），レイノー病など血管病変を診断するのに有用である（図2-8-6）．
　なお，末梢循環の状態を皮膚温で測定する検査としてサーモグラフィ thermography があり，末梢循環障害や自律神経障害の診断に応用される．

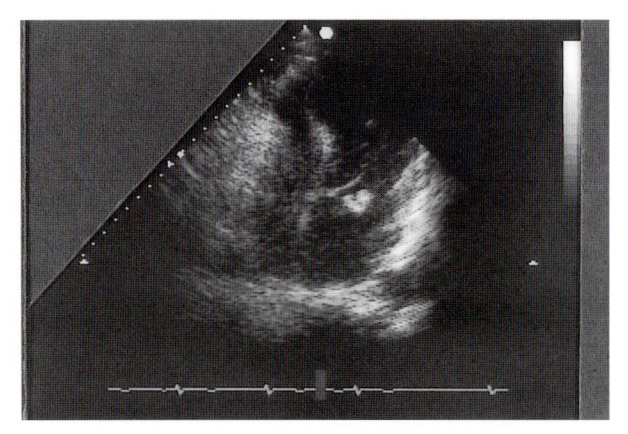

図2-8-5 心臓エコー検査（細胞性心内膜炎にみられた弁の疣贅）

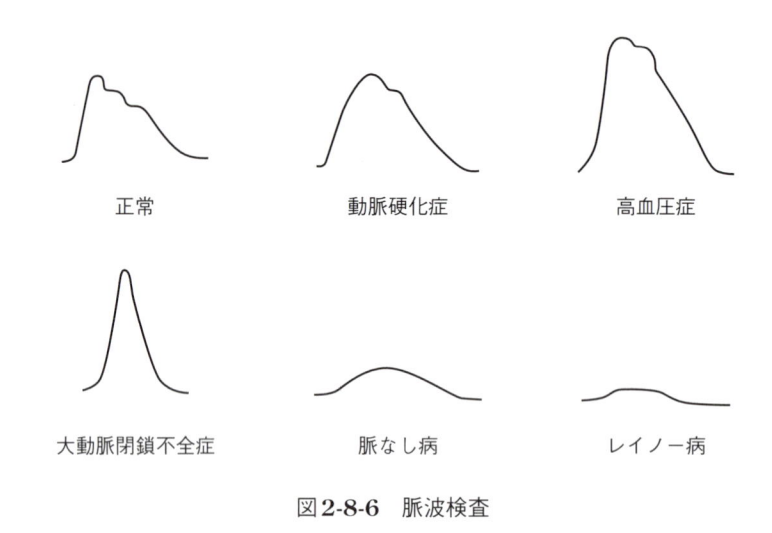

正常　　　　動脈硬化症　　　　高血圧症

大動脈閉鎖不全症　　脈なし病　　　レイノー病

図2-8-6 脈波検査

B 呼吸機能検査

1. 肺活量測定　spirometry

　肺活量測定（スパイロメトリー）は，換気するときに口元から出入りする空気の量を測定する検査で，主として肺胞におけるガス交換のための換気機能をみる目的がある．換気される空気量を計測する装置を呼吸計（spirometer　スパイロメーター）といい，この装置を使って肺活量，換気量などを検査するものをスパイログラフィ　spirography，描かれた曲線をスパイログラム　spirogramという．

　口にマウスピースを当て，呼吸による空気の出入りを検査する．安静の状態でごく自然に呼吸して出入りする空気の量を1回換気量という（図2-8-7）．できるだけ深く呼吸

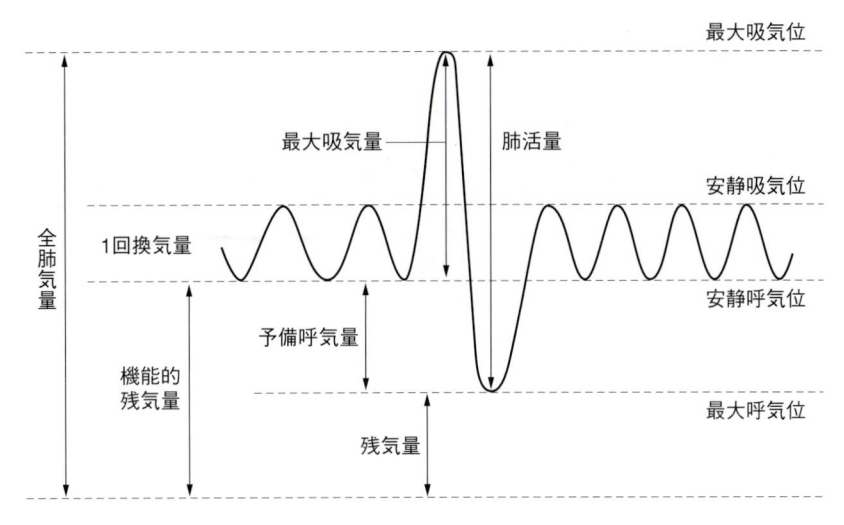

図2-8-7 スパイログラム（肺気量分画）

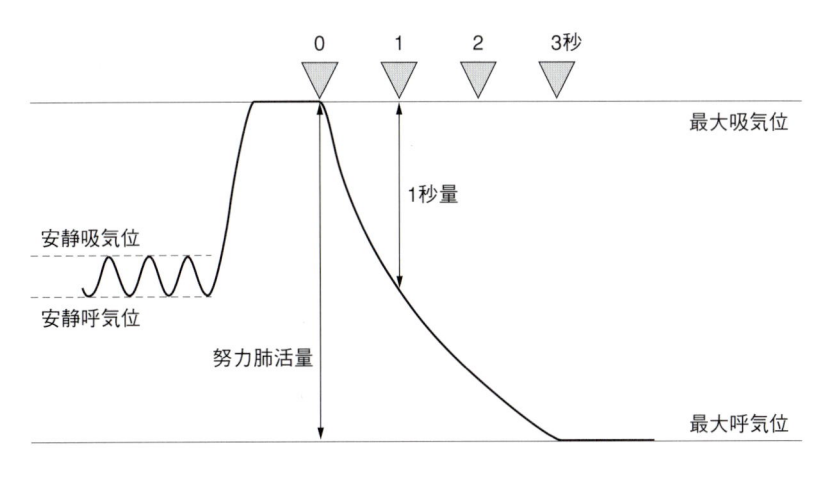

図2-8-8 スパイログラム　努力性呼出曲線

をして，1回の吸入または呼出によって肺から出入りできる最大限の空気量が肺活量とされる．

　肺活量は，年齢や体格などによって相当な差異があるので，次に示すような計算式によって標準値を求め，それと比較するようにする．

男性　$\{27.63 - (0.112 \times 年齢)\} \times 身長（cm）$
女性　$\{22.07 - (0.101 \times 年齢)\} \times 身長（cm）$

　各人の検査で得られた肺活量が標準値に比べて80％以上あれば正常，80％未満のときは「拘束性換気障害」があると判定する．

　拘束性換気障害とは，機能している肺組織が減少している状態を意味する．肺組織が

硬くなる肺線維症，胸郭の動きが制限される神経筋疾患や胸膜肥厚・癒着あるいは胸郭変形，肺がんなどで気管支が閉塞された場合，肺水腫などの病気で起きる．

2. 努力性肺活量測定

次に重要な呼吸機能検査が，努力性肺活量の検査である．これは，思いっきり力いっぱい空気を吸い込み，ついで思いっきり空気を吐き出す．吐き出し始めの1秒間にでる空気の量を1秒量といい，それを肺活量で割り算をしたものが1秒率である（図2-8-8）．

1秒率が70％以上であれば正常といえるが，70％未満のときには気道に狭窄があって円滑に空気を吐き出せない病態であると考えられる．このような病態を「閉塞性換気障害」とよび，慢性気管支喘息，気管支喘息，肺気腫などでみられる．

3. 動脈血ガス分析　arterial blood gas analysis

動脈血ガス分析は，呼吸・循環状態の把握，酸塩基平衡の判定に重要な検査である．動脈血液を採血し，血液ガス分析器を使ってpH，動脈血二酸化炭素分圧（$Paco_2$），動脈血酸素分圧（Pao_2）を測定し，計算によって動脈血酸素飽和度（Sao_2），重炭酸イオン濃度（HCO_3^-），塩基過剰（BE）を求める．

a）動脈血pH

生体が円滑な代謝活動を営むには，適正な酸塩基平衡が保たれていることが重要である．動脈血におけるpHは7.35～7.45という狭い範囲に維持されており，重炭酸緩衝系，タンパク緩衝系，リン酸緩衝系，細胞内外緩衝系など種々の緩衝系の作用，肺からの二酸化炭素の排出，腎臓での水素イオンの排泄などによって，体液のホメオスターシス（恒常性）が保たれるように厳重に調節されている．

動脈血を採取して酸塩基平衡を検査することは，特にアシドーシスやアルカローシスを起こして酸塩基平衡に異常のあることが想定される病態や疾患の診断で重要である．

動脈血pHの測定は，生体の酸塩基平衡状態を知る上できわめて重要であり，アシドーシス（pH＜7.35）もしくはアルカローシス（pH＞7.45）が確認できる．ショックや呼吸不全，腎不全などの患者を管理するのは重要である．

pH低値はアシドーシスを，pH高値はアルカローシスを示す．それぞれ代謝性と呼吸性障害があり，重炭酸イオン（HCO_3^-），二酸化炭素分圧（$Paco_2$）などの所見と併せて鑑別する（表2-8-3）．

b）二酸化炭素分圧　$Paco_2$

動脈血二酸化炭素分圧は，動脈血液中に溶解した二酸化炭素の分圧で，肺におけるガス交換の効率を示す指標となる．健康人では35～45mmHgが正常である．

二酸化炭素分圧は肺胞換気量と逆比例するので，呼吸障害の存在と程度を知るのに有用である．すなわち，換気障害があれば二酸化炭素分圧は上昇し，過換気であれば低下する．また，pHとともに酸塩基平衡を反映している．

二酸化炭素分圧が低下するのは，①中枢神経疾患（脳炎，髄膜炎，脳血管障害），②心因性（過換気症候群，ヒステリー，疼痛，不安），③心肺疾患（肺炎，肺結核，間質性肺炎，気管支喘息など），④薬剤（サリチル酸，キサンチン誘導体，カフェインなど），⑤その他（発熱，妊娠，甲状腺機能亢進症，人工呼吸など）の病態である．

表 2-8-3 酸塩基平衡異常の鑑別

	動脈血 pH	HCO_3^-	$Paco_2$
代謝性アシドーシス	↓～→	↓	→～↓
代謝性アルカローシス	↑～→	↑	→～↑
呼吸性アシドーシス	↓～→	→～↑	↑
呼吸性アルカローシス	↑～→	→～↓	↓

二酸化炭素分圧が上昇するのは，①神経・筋疾患（重症筋無力症，筋ジストロフィなど），②心肺疾患（肺炎，気胸，肺気腫，肺がん，重症喘息，うっ血性心不全など），③薬剤（睡眠薬，麻酔薬，鎮静薬など），④その他（人工呼吸の調節不良，ふぐ中毒，破傷風）などで起きる．

c）酸素分圧　Pao_2

酸素分圧（Pao_2）は，動脈血液中に溶解した酸素ガスの分圧で，血液中の酸素ガスの利用度を反映している．酸素分圧は，環境（大気圧，吸入酸素濃度），肺胞換気量，肺胞気動脈血酸素分圧較差の3つの要素によって影響を受ける．そこで，酸素分圧を測定することで，この3者の状態を把握できる．

急性および慢性の呼吸不全や，人工呼吸器の換気条件の設定や評価を行うために重要な検査である．動脈血 pH，炭酸ガス分圧と同時に測定する．

動脈血酸素分圧は体位，年齢，肥満度などに影響されるが，健康では通常80～100 mmHgが正常で，これ以下の場合が問題になる．特に40 mmHg以下のような著しい異常は生命の存続そのものにとって危険であり，人工呼吸などを行って，早急に対処しなければならない．

酸素分圧の低下は，①肺胞低換気（慢性閉塞性肺疾患，喘息重積発作，神経筋疾患，胸郭疾患，代謝性アルカローシス），②拡散障害（間質性肺炎，肺炎，肺うっ血，心不全，成人呼吸促迫症候群），③換気/血流の不均等（肺梗塞，気管支喘息，慢性閉塞性肺疾患）などで起きる．

酸素分圧の上昇は，肺胞過換気によって起こり，代謝性アシドーシス，過換気症候群，脳炎，髄膜炎，呼吸刺激薬投与などが原因となる．

d）アニオンギャップ　anion gap（AG）

$[Na^+] - ([Cl^-] + [HCO_3^-])$をアニオンギャップという．血漿中には陰イオンの電解質としてリン酸塩や硫酸塩，有機酸なども含まれる（図2-3-6）．しかしながらこれらの陰イオンは通常の検査では測定されないものが多く，その変化を知るためには，通常の検査で測定するNa^+，Cl^-，HCO_3^-から計算して求め，その増減から代謝性アシドーシスを鑑別するのに応用する（表2-8-4）．

e）代謝性アシドーシス　metabolic acidosis

動脈血 pHが低下してアシドーシスを示す状態のうち，HCO_3^-の低下が一義的で，代償性に$Paco_2$が低下している病態をいう（表2-8-3）．

代謝性アシドーシスを起こす原因と疾患には表2-8-5に示すようなものがある．

表2-8-4 アニオンギャップによる代謝性アシドーシスの鑑別

アニオンギャップが増加	アニオンギャップは正常
酸生成増加	重炭酸イオンの消化管からの喪失
糖尿病性ケトアシドーシス	下痢
乳酸アシドーシス	腎疾患
酸排泄低下	尿細管性アシドーシス
急性・慢性腎不全	低アルドステロン症
薬物	尿管腸管瘻
サリチル酸	薬物
メタノール	塩化アンモニウム
	塩酸
	急速輸液
	高カロリー輸液

表2-8-5 代謝性アシドーシスの原因

原因	主な疾患，病態
酸の異常な産生	乳酸アシドーシス
	糖尿病性ケトアシドーシス
酸の排泄障害	遠位尿細管性アシドーシス，腎不全
体内塩基の喪失	下痢，近位尿細管性アシドーシス
薬剤による酸の負荷	サリチル酸，メタノールなど

f) 代謝性アルカローシス　metabolic alkalosis

動脈血pHが上昇してアルカローシスを示す状態の中で，HCO_3^-の上昇が原因で，代償的に$Paco_2$が上昇している病態をいう（表2-8-3）．

代謝性アルカローシスを起こす原因と疾患には表2-8-6に示すようなものがある．

表2-8-6 代謝性アルカローシスの原因

原因	主な疾患，病態
腸管からのH^+喪失	嘔吐，胃液の吸引
腎からのH^+喪失	利尿薬使用，原発性アルドステロン症
	クッシング症候群
細胞内へのH^+移行	低カリウム血症
HCO_3^-の過剰	重曹過剰投与，ミルク-アルカリ症候群

g) 呼吸性アシドーシス　respiratory acidosis

呼吸不全によって一義的に$Paco_2$が上昇して動脈血pHが低下してアシドーシスの状態を示すもので，HCO_3^-が代償的に上昇している病態をいう（表2-8-3）．

呼吸性アシドーシスを起こす原因と疾患を表2-8-7に示す．

表2-8-7 呼吸性アシドーシスの原因

原因	主な疾患，病態
呼吸中枢の抑制	薬物（麻酔薬，鎮静薬），中枢神経疾患
	心停止
肺疾患	慢性閉塞性肺疾患（慢性気管支炎，肺気腫，重症喘息）
	拘束性肺疾患（肺線維症，無気肺）
胸膜・胸郭疾患	胸膜疾患（胸膜肥厚，胸水，気胸，血胸）
	脊椎後彎側彎症
末梢神経筋疾患	重症筋無力症，灰白髄炎，筋萎縮性側索硬化症
ピックウィック症候群	

h）呼吸性アルカローシス　respiratory alkalosis

過呼吸によって一義的に$Paco_2$が減少して動脈血pHが上昇してアルカローシスの状態を示すもので，HCO_3^-が代償的に低下している病態である（表2-8-3）．

呼吸性アルカローシスを起こす原因と疾患を表2-8-8に示す．

表2-8-8 呼吸性アルカローシスの原因

心因性過換気症候群	
中枢神経疾患	髄膜炎，脳炎，脳血管障害
代謝異常	甲状腺機能亢進症，肝不全
心肺疾患	肺炎，気管支喘息，気胸，うっ血性心不全
血液ガス異常	代謝性アシドーシス，低酸素血症，高山病
薬物	サリチル酸，パラアルデヒド中毒，興奮薬

C 神経機能検査

1. 脳波検査

脳波検査とは，頭皮上に出現する微弱な電位を，2つの電極の間の電位差として増幅して記録するもので，脳の機能的変化をとらえる検査として行われる．

脳波は眼を閉じたり開いたりしても変化するし，光や音の刺激でも変化する．つまり，大脳の複雑な精神活動を反映して，微妙に変化する．

脳波にみられる異常所見としては，突発的に起きるものと，非突発的に起きるものがある．突発的に起きる脳波の異常として代表的なのが「てんかん発作」にみられるものである．てんかんには種々のタイプがあるが，それぞれ特徴的な脳波の異常がみられ，診断の補助になる．

非突発性に起きる脳波の異常としては，通常にみられるはずの波形が変化したり，脳波全体が抑制されたり，消失するものがある．脳の機能が全般的に低下したような場合

であり，意識障害，脳外傷，脳腫瘍などの診断に有用である．肝硬変で意識障害を起こす場合にも，特徴的な脳波の異常所見がみられる．

6時間以上にわたって脳波が平坦になってしまったようなときには，脳死と判定する基準の一つにされる．

2. 筋電図検査

筋肉は，脊髄からでてくる運動神経の命令を受けて興奮し，収縮する．そこで，筋肉の運動が障害されたり，筋肉が萎縮するような病態には，筋肉そのものが病気である場合と，神経からの命令の伝達に異常がある場合の2通りがある．これを区別するのに重要な検査が筋電図検査である．

筋電図検査では，目的とする筋肉に細い針をさし，筋肉の興奮と収縮によって発生する電位の変化を記録する．

筋肉の疾患では，筋電図の波形は小さく，振幅は低く，持続時間も短い．一方，神経の伝達障害では，筋電図の振幅は高く，持続が長い．不随意運動の起きることもあり，安静時に異常な波形がでたりする．

このように，筋肉に異常所見のあるときに重要な検査である．

D エコー検査 echogram

心臓エコー検査の項で述べたように，生体に超音波を投射し，その反射波（エコー）を検出する検査を，超音波検査，もしくは簡単にエコー検査とよぶ．エコー検査は負担が少なく，装置も簡単であり，しかも得られる情報量は多い．現在では，脳，心臓，腹部，乳腺，甲状腺，婦人科領域，泌尿器科領域，眼科，耳鼻科など，医学のありとあらゆる分野で応用が盛んである．

腹部エコー検査では，肝臓，胆嚢，膵臓，脾臓，腎臓などの諸臓器を描出できる．肝臓では，肝がん，肝硬変，脂肪肝，肝嚢胞などが診断できる（図2-8-9）．胆嚢では，胆

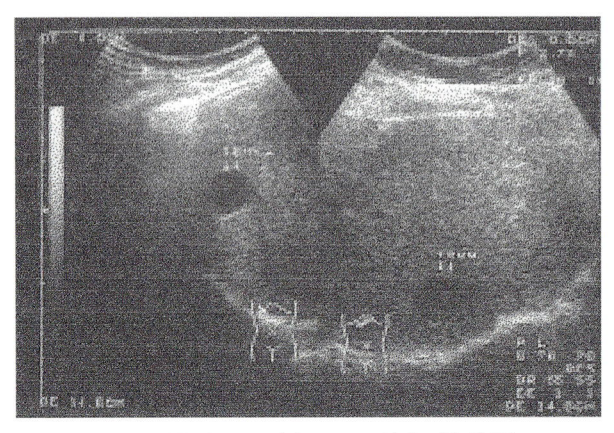

図2-8-9 腹部エコー検査（脂肪肝）

囊炎，胆石症が診断できる．膵臓では，膵臓がん，膵炎の診断に有用である．ことに膵臓がんは従来，早期に診断することが難しかったが，エコー検査やCT検査の導入によって診断技術が向上している．

〈奈良信雄〉

索 引

あ

1,5アンヒドログルシトール 57
アジソン病 89,100
アスパラギン酸アミノトランス
　フェラーゼ 58
アデノウイルス科 142
アドレナリン 101
アニオンギャップ 161
アポリポタンパク 53
アミラーゼ 66
アラニンアミノトランス
　フェラーゼ 58
アルカリホスファターゼ 62
アルドステロン 89,98,100
アルドラーゼ 81
アレナウイルス科 145
アンチトロンビンⅢ 43
アンモニア 65
亜急性甲状腺炎 90,93,94

い

インスリン 57
インタクトPTH 97
インドシアニングリーン試験 65
異所性ACTH産生腫瘍 98
異所性ADH産生腫瘍 92
遺伝子検査 131
1秒率 160
逸脱酵素 60

う

ウイルス 140
ウェルシュ菌 137

え

エイズ関連検査 110
エコー検査 164
エストラジオール 103

エストロゲン 102
エリスロポエチン 105
エルシニア属 133
エロモナス属 134
エンテロウイルス 144
エンテロコッカス属 136
炎症マーカー 107

お

オウム病クラミジア 140
オキシトシン 92
オルトミキソウイルス科 143
黄体形成ホルモン 90
黄熱ウイルス 144
黄疸 61

か

ガストリン 104
ガス壊疽菌群 137
カテコールアミン 85,101
カリウム 75
カルシウム 76
カルシトニン 96
カルマン症候群 91
カンピロバクター属 133
がん胎児性抗原 124
下垂体機能不全 90
下垂体後葉ホルモン 92
下垂体性ゴナドトロピン放出ホ
　ルモン 90
下垂体性甲状腺機能低下症 94
下垂体性小人症 87
下垂体前葉ホルモン 86
下垂体前葉機能低下症 89,91
化学発光免疫測定法 86
家族性自律神経失調症 102
画像検査 4
回帰熱ボレリア 138
活性化部分トロンボプラスチン
　時間 39
褐色細胞腫 102
肝炎ウイルス検査 108
寒冷凝集反応 113
関節液検査 25

き

キアリ-フロンメル症候群 88
基準値 6
寄生虫 23
偽陰性 9
偽性副甲状腺機能低下症 97
偽陽性 7
巨人症 87
狂犬病ウイルス 145
凝固因子 40
筋関連酵素 81
筋電図検査 164

く

クームス試験 120
クッシング症候群 89,98
クッシング病 89,98
クラインフェルター症候群 91,102
クラミジア科 140
グラム陰性ブドウ糖非発酵菌 134
グラム陰性桿菌 132
グラム陰性球菌 135
グラム陽性桿菌 135
グラム陽性球菌 135
クリオグロブリン 113
クレアチニン 70
クレアチニンクリアランス 70
クレアチンキナーゼ 81
クレチン症 94
クレブシエラ属 133
クロール 75

け

クロストリジウム属	136
ケトン体	19
血球検査	29
血小板	32
止血	29
血小板機能異常症	38
血小板機能検査	38
血漿レニン	104
血漿レニン活性	104
血清アルブミン	49
血清タンパク分画	49
血清学的性状試験	130
血清膠質反応	50
血清総タンパク	48
血清梅毒反応	107
血清補体価	112
血中カテコラミン	101
血中尿素窒素	68
血沈	28
血糖	55
結核菌	137
検体	131
検体検査	4
原虫	146
原発性アルドステロン症	100
原発性甲状腺機能低下症	88,90,93,94
原発性精巣機能不全	91,102
原発性副甲状腺機能亢進症	97
原発性副腎機能不全	100
原発性卵巣機能不全	91

こ

コクシエラ属	139
コリネバクテリウム属	135
コリンエステラーゼ	64
コルチゾール	89,98
コロナウイルス科	145
呼吸機能検査	158
呼吸性アシドーシス	162
呼吸性アルカローシス	163
甲状腺ホルモン	89,92
甲状腺刺激ホルモン	89
甲状腺髄様がん	97
交感神経芽細胞腫	102
交差適合試験	122
抗DNA抗体	119
抗Sm抗体	119
抗Tg抗体	96
抗TPO抗体	95
抗TSHレセプター抗体	95
抗サイログロブリン抗体	96
抗マイクロゾーム抗体	96
抗ミトコンドリア抗体	119
抗核抗体	117
抗原抗体反応	106
抗甲状腺ペルオキシダーゼ抗体	95
抗甲状腺抗体	120
抗赤血球抗体	120
抗平滑筋抗体	121
抗利尿ホルモン	92
更年期	91
高カルシウム血症	97
高速液体クロマトグラフィ	86,101
高張食塩水負荷	92
酵素免疫測定法	85
鉱質コルチコイド	98
睾丸性女性化症	91
睾丸性女性化症候群	102
骨髄検査	44

さ

サイトメガロウイルス	142
サイロイドテスト	96
サイロキシン	93
サイロキシン結合グロブリン	93
サルモネラ属	133
細胞診検査	148
酸素分圧	161

し

シーハン症候群	89
シモンズ病	89
シュードモナス属	134
止血・血栓検査	34
視床下部性甲状腺機能低下症	94
自己抗体	116
手術摘出標本検査	153
腫瘍マーカーの検査	124
絨毛性性腺刺激ホルモン	102
出血時間	36
純培養	130
循環機能検査	154
心因性多飲症	92
心臓エコー検査	157
心電図検査	154
心電図検査の適応	155
心房性Na利尿ペプチド	104
神経性食思不振症	91
真菌	140
迅速病理検査	152
腎機能検査	68
腎性尿崩症	92

す

スピロヘータ	138
水痘・帯状ヘルペス	142
膵機能検査	66
髄液検査	23

せ

生化学的性状試験	130
生検	151
生物学的性状試験	130
生理機能検査	4,154
成人T細胞白血病ウイルス検査	110
成長ホルモン	86
性早熟症	91,92
赤血球	29
酸素運搬	29
赤血球増加症	30
赤血球沈降速度	28
赤沈	28
赤痢アメーバ	146
赤痢菌属	133
染色体検査	46
穿刺液検査	23
前立腺腫瘍マーカー	126

そ

ソマトスタチン	86
ソマトメジン	104

ソマトメジン-C	86	トラコーマクラミジア	140	**ね**	
総コレステロール	51	トリグリセリド	52	ネルソン症候群	89
総鉄結合能	78	トリパノソーマ属	146	**の**	
続発性アルドステロン症	100	トリヨードサイロニン	93	ノルアドレナリン	101
続発性副甲状腺機能亢進症	97	トレポネーマ属	138	脳性 Na 利尿ペプチド	104
た		トロンビン-アンチトロンビン III複合体	44	脳波検査	157,163
ターナー症候群	91	トロンボ試験	40	**は**	
多血症	30	塗抹検査	128	バイオハザード	132
多嚢胞性卵巣症候群	91,102	努力性肺活量測定	160	バイオプシー	151
大腸パランチジウム	147	痘瘡ウイルス	140	バクテロイデス属	137
大腸菌属	132	糖化アルブミン	56	バシラス属	135
代謝性アシドーシス	161	糖化ヘモグロビン	56	パスツレラ属	134
代謝性アルカローシス	162	糖質コルチコイド	98	バセドウ病	85,89,90,93,94
単純ヘルペスウイルス1型	142	糖質検査	55	パパニコロー分類	151
単純ヘルペスウイルス2型	142	動脈血 pH	160	パポバウイルス科	142
胆管酵素	62	動脈血ガス分析	160	パラインフルエンザウイルス	144
ち		銅	80	パラミキソウイルス科	143
チモール混濁試験	50	特発性アルドステロン症	100	パルボウイルス科	143
治療目標値	7	特発性粘液水腫	95	ハンタンウイルス	145
膣トリコモナス	146	特発性副甲状腺機能低下症	97	破傷風菌	136
中枢性思春期早発症	91	**な**		肺炎クラミジア	140
中枢性尿崩症	92	ナイセリア属	135	肺活量測定	158
中性脂肪	52	ナトリウム	74	肺がん腫瘍マーカー	127
腸内細菌科	132	ナトリウム利尿ホルモン	104	培養検査	128
超音波検査	157	**に**		梅毒トレポネーマ	138
つ		二酸化炭素分圧	160	橋本病	95
恙虫病リケッチア	139	二次性副腎不全	100	白血球	31
て		日本脳炎ウイルス	144	感染防御・免疫	29
テストステロン	90,102	乳がん関連腫瘍マーカー	126	汎下垂体機能低下症	92
デヒドロエピアンドロステロン	98,102	乳酸脱水素酵素	60	汎下垂体前葉機能不全	86
デング熱ウイルス	144	尿 pH	16	**ひ**	
低 T₃ 症候群	94	尿タンパク	17	ピコルナウイルス科	144
低カルシウム血症	97	尿の比重	16	ヒト乳頭腫ウイルス	143
鉄	78	尿酸	73	ヒト絨毛性性腺刺激ホルモン	85
伝染性軟疣（ゆう）ウイルス	140	尿潜血	18	ビブリオ科	133
電解質検査	73	尿中アドレナリン	101	ビブリオ属	133
と		尿中カテコラミン	101	ビリルビン	61
ドーパミン	101	尿中ノルアドレナリン	101	非結核性抗酸菌	138
トガウイルス科	144	尿中微量アルブミン	72	非定型抗酸菌	138
トキソプラズマ原虫	147	尿沈渣	20	微生物検査	128
		尿糖	18	病原微生物	132
		尿崩症	92		
		尿量	15		

病理検査	148	ヘモフィルス属	134	**も**
病理組織検査	151	ヘリコバクター属	133	毛細血管抵抗試験 37
貧血	30	ヘルペスウイルス科	142	網赤血球数 31

ふ

フィッシュバーグ尿濃縮試験	71	ベンス ジョーンズ タンパク	114	**や**
フィブリノーゲン	41	平均赤血球指数	30	薬剤感受性試験 130
フィブリン分解産物	42	閉塞性酵素	62	**ゆ**
フェノールスルホンフタレイン試験	71	偏性嫌気性菌	136	遊離 T₃ 93
フェリチン	79	便検査	21	遊離 T₄ 93
ブドウ球菌属	135	便潜血	22	遊離サイロキシン 93
ブニヤウイルス科	145			遊離トリヨードサイロニン 94

ほ

プラスミン-アンチプラスミン複合体	42	ポックスウイルス科	140	**ら**
フラビウイルス科	144	ボツリヌス菌	136	ライディッヒ細胞 102
フランシセラ属	134	ボルデテラ属	134	ライノウイルス 145
プランマー病	93,94	ボレリア属	138	ライム病ボレリア 139
フルクトサミン	56	放射免疫測定法	85	ラッサウイルス 145
ブルセラ属	134	発疹チフスリケッチア	139	ラブドウイルス科 145
プレジオモナス属	134	発疹熱リケッチア	139	ランブル鞭毛虫 146
プロゲステロン	102,103			癩菌 137
プロトロンビン時間	38	**ま**		卵胞刺激ホルモン 91
プロラクチノーマ	88	マイクロゾームテスト	96	**り**
プロラクチン	88	マイコバクテリウム属	137	リーシュマニア属 146
不規則抗体	122	マイコプラズマ	138	リウマトイド因子 117
不整脈	155	マグネシウム	80	リケッチア 139
不飽和鉄結合能	78	マラリア原虫	147	リケッチア属 139
負荷試験	86	麻疹ウイルス	143	リステリア属 135
婦人科領域の腫瘍マーカー	127	末梢血液像	32	リパーゼ 67
風疹ウイルス	144	末端肥大症	87	リン 76
副甲状腺	97	慢性甲状腺炎	94	硫酸亜鉛混濁試験 50
副甲状腺ホルモン	97			臨床生理検査 4
副腎髄質ホルモン	100	**み**		
副腎性アンドロゲン	102	ミオシン軽鎖	82	**れ**
副腎皮質ホルモン	98	水制限試験	92	レオウイルス科 145
副腎皮質刺激ホルモン	89			レジオネラ属 134
副腎皮質腫瘍	98	**む**		レトロウイルス 110
分離培養	128	ムンプスウイルス	143	レトロウイルス科 146
		無痛性甲状腺炎	90,93,94	レニン 104

へ

ヘパドナウイルス科	143	**め**		レニン活性 100
ヘパプラスチン試験	40	免疫グロブリン定量	112	レプトスピラ属 138
ヘパルナウイルス	145	免疫学的検査	130	レンサ球菌属 136
ヘマトクリット	29	免疫学的妊娠反応	123	
ヘモグロビン	29,56	免疫血清検査	106	
		免疫電気泳動検査	111	

ろ

ロイシンアミノペプチダーゼ	64
ロタウイルス	145
ロッキー山紅斑熱リケッチア	139

A

αフェトプロテイン	124
1, 5AG	57
A型インフルエンザウイルス	143
A型肝炎ウイルス	108
ABO血液型	121
ACTH	89,98
ACTH産生下垂体腺腫	89
ACTH産生腺腫	98
ACTH放出ホルモン	89
Adenoviridae	142
ADH（anti diuretic hormone）	92
ADH分泌異常症	92
Aeromonas	134
AFP	124
AG	161
Alb	49
ALD	81
ALP	62
ALT	58
AMY	66
ANP	104
anti-smooth muscle antibody	120
APTT	39
Arenaviridae	145
AST	58
ATIII	43
Atypical mycobacteria	138

B

β_2ミクログロブリン	72
β_2MG	72
B型インフルエンザウイルス	143
B型肝炎ウイルス	108
B細胞	114
Bacillus	135
Bacteroides	137
Balantidium coli	146
Bil	61
BNP	104
Bordetella	134
Borrelia	138
Borrelia burgdorferi	139
Borrelia recurrentis	138
Brucella	134
BUN	68
Bunyaviridae	145

C

C. novyi	137
C. perfringens	137
C. septicum	137
Cペプチド	57
C型インフルエンザウイルス	143
C型肝炎ウイルス	108,144
Ca	76
CA19-9	125
Campylobacter	133
Ccr	70
CEA	124
ChE	64
Chlamydia pneumoniae	140
Chlamydia psittaci	140
Chlamydia trachomatis	140
CK	81
Cl	75
CLIA法	86
Clostridium	136
Clostridium botulinum	136
Clostridium difficile	137
Clostridium perfringens	137
Clostridium tetani	136
CMV	142
Coronaviridae	145
Corynebacterium	135
Coxiella	139
CPK	81
Cr	70
CRH	89
CRP	107
Cu	80
Cytomegalovirus	142

D

dengue virus	144
DHES	98,102

E

E$_2$	103
EBウイルス	142
EBウイルス検査	111
EBV	142
ECG	154
EIA法	85
Entamoeba histolytica	146
Enterobacteriaceae	132
Enterococcus	136
enterovirus	144
Epstein-Barr virus	142
Escherichia coli	132

F

FDP	42
Fe	78
Flaviviridae	144
Francisella	134
Free T$_4$	93
FSH	91,102
FT$_3$（free triiodothyronine）	93,94
FT$_4$	93

G

γ-GT	63
γ-GTP	63
γ-グルタミルトランスペプチダーゼ	63
GH	86
Giardia lamblia	146
GnRH	90
GnRH負荷試験	90
GOT	58
GPT	58
gram-positive cocci	135

H

Haemophilus	134
Hantaan virus	145
hCG	85,102
HDL-コレステロール	53
Helicobacter	133
Hepadnaviridae	143
Heparnavirus	145
hepatitis C virus	144
herpes simplex virus type 1	142
herpes simplex virus type 2	142
Herpesviridae	142
HIV	110
HLA	123
HPLC	86,101
HPT	40
HTLV-I	110
human herpes virus 1	142
human herpes virus 2	142
human herpes virus 3	142
human herpes virus 4	142
human herpes virus 5	142
human herpes virus 6	142
human papilloma virus	143

I

ICG検査	65
IGF-I	86
influenza virus type A	143
influenza virus type B	143
influenza virus type C	143

J

Japanese encephalitis virus	144

K

K	75
Klebsiella	133

L

LAP	64
Lassa virus	145
LDH	60
LDL-コレステロール	54
LDL-C	54
LEテスト	118
LE細胞	118
Legionella	134
Leishmania	146
Leptospira	138
Leydig細胞	90,102
LH	90,102
LH-RH	90
Listeria	135

M

measles virus	143
Mg	80
molluscum contagiosum virus	140
mumps virus	143
Mycobacterium	137
Mycobacterium leprae	137
Mycobacterium tuberculosis	137

N

Na	74
Neisseria	135

O

17-OHCS	98
Orientia tsutsugamushi	139
Orthomyxoviridae	143

P

P	76
$PaCO_2$	160
PaO_2	161
Papoviridae	142
parainfluenza virus	144
Paramyxoviridae	143
Parvoviridae	143
Pasteurella	134
PIC	42
Picornaviridae	144
Plasmodium	147
Plesiomonas	134
Poxviridae	140
PRA	104
PRL	88
Pseudomonas	134
PSP	71
PT	38
PTH	97

R

rabies virus	145
Reoviridae	145
respiratory syncytial virus	144
Retroviridae	146
Rh血液型	122
Rhabdoviridae	145
Rhinovirus	145
RIA法	85
Rickettsia	139
Rickettsia prowazekii	139
Rickettsia rickettsii	139
Rickettsia typhi	139
rotavirus	145
RSウイルス	144
rubella virus	144

S

Salmonella	133
Shigella	133
SIADH	92
Staphylococcus	135
Streptococcus	136

T

T_3	89,93
T_4	89,93
T細胞	114
T細胞サブセット	115
T-Chol	51
TAT	44
TBG	93
TG	52
TIBC	78
Togaviridae	144
Toxoplasma gondii	147
TP	48
TRAb(TSH receptor antibody)	95

Treponema	138
Treponema pallidum subsp. *pallidum*	138
TRH	89
Trichomonas vaginalis	146
Trypanosoma	146
TSH	89
TSH産生腫瘍	90
TSH放出ホルモン	89
TT	40
TTT	50

U

UA	73
UIBC	78

V

varicella-zoster virus	142
variola (smallpox) virus	140
Vibrio	133
Vibrionaceae	133
VZV	142

Y

yellow fever virus	144
Yersinia	133

Z

ZTT	50

ナースの臨床検査	ⓒ

発　行	2002年1月15日　初版1刷
編著者	奈　良　信　雄
発行者	株式会社　中外医学社 代表取締役　青木三千雄
	〒162-0805　東京都新宿区矢来町62 電　話　　03-3268-2701（代） 振替口座　00190-1-98814番

印刷/東京リスマチック(株)　　＜TO・SH＞
製本/田中製本(株)　　　　Printed in Japan
JCLS ＜(株)日本著作出版権管理システム委託出版物＞